インパクトファクター
高IFジャーナルで学ぶ

実践！
医療
統計

折笠秀樹 著

富山大学大学院医学薬学研究部
バイオ統計学・臨床疫学教授

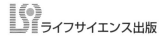

ライフサイエンス出版

はじめに

　私が医学統計の道へ進もうと思ったのは，東京理科大学3年生の時でした。増山元三郎先生との偶然の出会いがきっかけです。これもまた偶然ですが，増山先生の甥御さんが富山の老舗家具屋「米三」の社長であり，1994年に富山へ赴任した折にお世話になりました。増山先生の影響もあって，当時，高橋晧正先生らが唱えていた計量医学に興味を持ち，論文を貪るように読んだことを覚えています。そして，東京大学病院中央医療情報部にいらっしゃった開原成允先生を紹介していただきました。東京大学保健学科大学院の受験を勧められるも落ちてしまい途方にくれていると，五反田にある関東逓信病院への就職を開原先生に決めていただきました。コネですね。就職活動はしていたものの全部だめで，ぎりぎり3月に就職をお世話していただきました。5年後の27歳のとき，米国North Carolina大学のBiostatistics大学院で5年間学び，帰国後はエーザイ株式会社でお世話になり，その後，自治医科大学附属大宮医療センターでの勤務後，1994年10月から富山大学へ赴任しました。教授選にご推薦いただいたのは，North Carolina大学でもお世話になった柳川堯先生でした。

　その頃，ですから38歳頃に，人生初の本を出版させていただきました。統計学が専門なので統計の本なのですが，ありきたりは好きではなかったので，「研究デザインという切り口の統計学」の本でした。その後も，アマノジャクな性格のためか，普通の教科書は書きたくないと思い，「新聞記事で学ぶ統計学」という統計の本を出しました。今回は，その第3弾，「臨床論文で学ぶ統計学」の本です。5年前から準備はしていたのですが，実例を載せると版権を犯すのでかなわず，今回その部分を載せないことで成就しました。

　本書の出版にあたっては，数年前から連載させていただいている月刊「薬

理と治療」のライフサイエンス出版株式会社に深謝します。特に，須永社長と米川様には大変お世話になりました。自宅では15年にわたり健康面で支えてくれた，妻の折笠奈緒美にも深謝したいと思います。思えば，第2弾は2006年に妻との共著で出版したわけですが，それから13年も経ってしまいました。その間に両親の闘病・死去などがあったため，活動を控えていたためです。自分自身，高齢になり集中力が落ちてきたこともありますが，ようやく出版にこぎつけられたのも家族や出版社など，いろいろな方々の御蔭だと思います。今後も教育的な解説を「薬理と治療」誌に掲載してまいりたいと思っています。私個人のサイトではブログ(モノローグと呼ぶ)が見られます。折笠・富山で検索していただければサイトは見つかると思います。ぜひご覧いただければ幸いです。

2019年11月
折笠 秀樹

Contents

はじめに

第 1 章　臨床論文で学ぶ

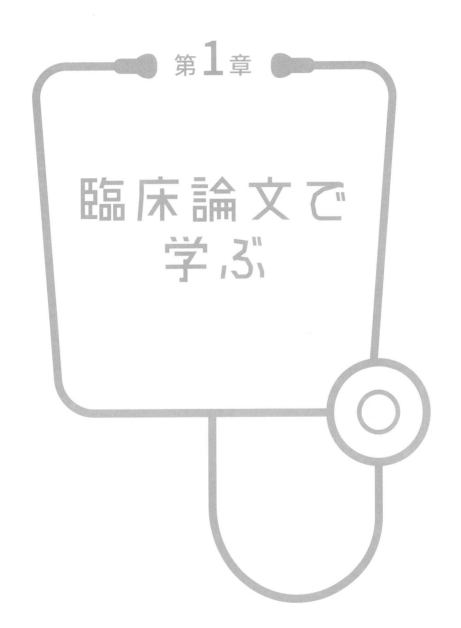

第1章

臨床論文で
学ぶ

No.1

JAMA-Psychiatry で学ぶ
「近親婚と精神疾患の関係」

今回取り上げるのは，*JAMA-Psychiatry* に掲載された論文です。

Consanguineous Marriage and the Psychopathology of Progeny: A Population-wide Data Linkage Study

Aideen Maguire PhD, Foteini Tseliou PhD, Dermot O'Reilly MD

JAMA Psychiatry 2018;75(5):438-46.
doi: 10.1001/jamapsychiatry.2018.0133
Published online April 4, 2018.

パネル 1 に示したように，近親婚で生まれた子供は，成人後に精神疾患にかかるリスクが 3 倍近くあるという論文です。

○ 「いとこ同士で結婚すると，生まれた子供は成人後に精神疾患を起こすリスクが 3 倍程度であった。」というのが本研究の結論である。

○ 近親婚で生まれた子供には先天異常や早期死亡が多いことは，以前より知られていた。

○ 後ろ向きコホート研究（1971〜1986 年に北アイルランドで生まれた約 36 万人）を用いた。

○ 成人後の 5 年間（2010〜2014 年）の向精神薬の処方歴から，精神疾患の有無を見きわめた。

○ 出生コホートと処方データベースを，リンクさせて行った研究である。

パネル 1 ◆本研究の要約

1 後ろ向きコホート研究

この研究のデザイン名ですが，「後ろ向きコホート研究（Retrospective

cohort study)」になります。コホート研究というのは，時間経過を伴う追跡調査のことで，観察研究の一つです。通常のコホート研究は前向き（Prospective）で，ある時点から計画をきちんと立て，将来へ向け追跡調査するものです。久山町コホートがその例になります。

　後ろ向きコホートというのは，自然に集まってきた時間経過を伴うデータがあり，それを利用する調査です。病院のカルテを使用した調査がそれにあたります。診療情報は診療を通じて自然に集まってきたものですが，それは患者の追跡診療情報を含んでいます。過去に集まった追跡調査データを用いるので，後ろ向きコホート研究と呼ばれます。

2 ｜ 曝露・結果変数

　コホート研究では，曝露（Exposure）と結果（Outcome）がキーポイントです。本研究の曝露は何かというと，「近親婚」になります。近親婚をどのように認定したのでしょうか。ここでは，1971 年から 1986 年の間に北アイルランドで生まれた，約 36 万人の出生コホートを用いています。出生時に両親についていろいろな調査がなされており，そのなかに近親婚（いとこ，はとこ，との結婚）があったようです。パネル 2 の背景データに詳細は示されています。日本では，そこまで出生時データが取られているかは不明です。

　結果変数は「精神疾患」になります。これについては，約 36 万人の出生児が成人になる時期（2010〜2014 年）に，向精神薬の処方歴から同定したようです。個人にマイナンバーがついていないと，これらの二つのデータベースをリンクすることは難しいでしょう。それが可能だからこそ実現した研究といえます。ぜひ，どのようにして研究を実施したのだろうか，自分が本当に行うことを前提に考えると勉強になると思います。

変数	無血縁	いとこ	はとこ	不明	P Value
	($n = 344, 183$)	($n = 260$)	($n = 349$)	($n = 19, 168$)	
性別					
男性	52.5%	53.9%	51.3%	51.7%	0.82
女性	47.5%	46.1%	48.7%	48.3%	

"P Value derived from Chi-square test"
→男女ごとに夫婦の血縁タイプの違い
→検定（自由度 3 = [2 − 1] × [4 − 1]），一般的には自由度 = $(r − 1) × (c − 1)$

年齢					
26—29	27.1%	43.1%	39.8%	21.1%	<0.01
30—33	26.4%	18.1%	21.2%	24.3%	
34—37	23.0%	22.3%	17.5%	40.5%	
38—41	23.5%	16.5%	21.5%	14.1%	

→年齢層ごとに夫婦の血縁タイプの違い
→検定（自由度 9 = [4 − 1] × [4 − 1]）

［注：年齢層はここでは名義尺度とみなす。なぜなら，年齢が高くなるにつれ夫婦血縁タイプの割合タイプが変わるかを検定しておらず，年齢層によって夫婦血縁タイプの割合が異なるかを見ている。見た目で尺度を判断しないよう気をつけよう。］

　この χ^2 検定は，Karl Pearson が 1900 年に提唱した。t 検定は 1908 年に William Gosset（ペンネーム Student）が提唱した。F 検定（ANOVA 分散分析）は 1924 年に Ronald A. Fisher が提唱した。

パネル 2 ◆カイ二乗検定（χ^2 検定）

3 ┃ カイ二乗検定（χ^2 検定）（パネル 2）

　パネル 2 では夫婦血縁の四つの型の割合が，男女の間で違いはないこと（つまり独立性）を検定しています。こうしたクロス表で表され，割合分布の違いをみるには χ^2 検定が使われます。χ^2 検定には自由度というものがあり，行列ともに順序性がない場合，それは (行数 − 1) × (列数 − 1) になります。$P > 0.05$（非有意）になっている項目については，少し違い

は見られるものの，それは偶然の範囲だと解釈されます。すなわち，「違いはない」という世界（母集団）から，このくらいの違いは偶然出現するという意味です。1点注意があります。P 値は違いの大きさにも影響されますが，例数にも影響されることを覚えておいてください。例数が大きくなると，わずかの差であっても「統計学的有意」になることがあります。

　この χ^2 検定は，相関係数で有名な Karl Pearson が 1900 年に提唱しました。ちなみに，平均値の検定で有名な t 検定は，William Gosset（ペンネーム Student）が 1908 年に提唱しました。教科書では t 検定のほうが先に出てきますが，歴史的には χ^2 検定のほうが先に生まれたのです。

4 多水準データ（パネル 3）

　パネル 3 に示したように，大きな□や〇で示したのがクラスターと呼ばれます。クリニックやファミリーなどがクラスターに該当します。同じクラスター内の者は同じ結果になる可能性が高いため，このようなクラスターを認識するのです。「私は折笠です」ではなく，「私は富山大学の折笠です」というのが，クラスター（所属）を意識した言い方といえます。今回の研究では医院がクラスターになっていて，その下に個人がいます。したがって，階層構造になっているともいえます。

　こうした階層データあるいはクラスターデータを扱う回帰モデルのこと

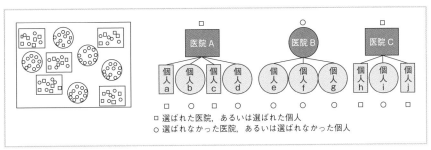

パネル 3 ◆階層構造をもつ多水準データ

を，多水準回帰モデル（Multilevel regression model）と呼んでいます。今回の結果変数は精神疾患の有無という二値データなので，多水準ロジスティック回帰モデルが使われ，リスクの指標としてはオッズ比が使われています。医院と対象者が階層になっている配慮を除けば，通常のロジスティック回帰モデルと同じです。交絡因子（近親婚以外で精神疾患に影響する説明変数）も同じようにモデルへ含めることができます。通常の回帰モデルとの違いは表ではわかりませんが，階層構造になっているデータでは，多水準回帰モデルで分析しているかを確認しておくべきでしょう。

5 オッズ比の解釈（パネル4）

　参照カテゴリー（Reference）に対する精神疾患リスクを，オッズ比という指標で示しています。オッズ比は1より大きい時，近親婚では精神疾患リスクが増加することを意味します。一方，1より小さい時にはリスクは減少することを意味します。オッズ比が0に近づけば強い抑制因子，オッズ比が2，3，4と大きくなるほど強い危険因子ということになります。それで見ると，いとこ婚は3.01倍という強い危険因子です。パネル4にはありませんが，父親が18歳未満であることは1.91倍の危険因子，女児であることは1.79倍の危険因子のようです。

　一方，精神疾患の抑制因子はあるかと眺めると，それほど顕著なものは見あたらないようです。一番強い抑制因子はオッズ比 = 0.79のようですが，それは「出生地（都会・地方・不明）が不明」であり，あまりよくわかりません。

6 多水準データの解析法（パネル5）

　これは少し高度になりますが，3通りの解析法が知られています。
　まず，クラスターごとに平均値などの集約値を求め，それについて解析

医院（GP）をクラスターととらえ，クラスター内でデータは取られていると仮定する。つまり，クラスターが上位単位，人が下位単位である。

クラスターの違いを交絡因子ととらえ，それで補正している。

回帰モデルとしては Logistic モデルが使われたので，オッズ比が出ている。

OR = オッズ比。

OR > 1　精神疾患リスク増　　OR < 1　精神疾患リスク減

Reference は，そのカテゴリーのリスクを 1 として基準化したことを表す。

オッズ比の横の括弧内は 95% 信頼区間を表す。厳密には正しくないが，何回も再試すると 100 回中 95 回はこのなかに入ると思ってよいだろう。

変数	OR（95%CI）		
	未調整	調整モデル 1	調整モデル 2
血縁関係			
無血縁	1 [Reference]	1 [Reference]	1 [Reference]
いとこ	3.01（1.24—7.31）	2.99（1.23—7.27）	3.01（1.24—7.31）
はとこ	1.32（0.64—2.72）	1.30（0.63—2.70）	1.31（0.63—2.71）
不明	1.03（0.94—1.14）	1.00（0.90—1.10）	1.00（0.90—1.10）

未調整（unadjusted）とは，血縁関係以外の交絡因子を考慮しなかったときの多水準回帰モデルの結果である。ただし，医院内の個人のクラスターは調整した。

調整（adjusted）には二つのモデルが示されているが，その違いはモデルに含めた交絡因子に違いがあった。

パネル 4 ✦ Multilevel regression model（多水準回帰モデル）

するのが第一です。クラスター内の対象者数が多いと，例数が激減してクラスター数になるので，検定の効率が下がります。

第二はクラスター構造を考慮したもっともポピュラーな解析法です。反復測定データの解析手法として 1982 年に登場した手法であり，変量効果モデル（Random effects models）と呼ばれます。反復測定データでは対象者がクラスターとなり，そのなかで反復測定データが得られることになり

1. Aggregate level analysis
クラスターごとに要約指標（平均値など）を求め，クラスターが解析単位となる通常の解析を行う。
2. Random effects models
クラスター（階層）構造を考慮した解析手法。クラスター効果は級内相関係数（ICC）で評価する。
3. GEE（Generalized Estimating Equations）
Liang-Zeger（Biometrika, 1986）が提案した，主に反復測定データ解析のためのモデル。Population-averaged model, Marginal model などと呼ばれることもある。

今回の研究における解析法は論文中に明確な記載はないが，"adjusting for the clustering…"とあるので，おそらく Random effects models ではないかと想像される。

パネル 5 ◆多層構造（多水準）データの解析法

ます。

　第三は，これも反復測定データの解析手法として 1986 年に登場した，GEE という手法です。今回適用された手法名は明記されていませんが，おそらく 2 番目の変量効果モデルが使われたのではないかと思われます。クラスタリング（階層構造）で補正したという書き方から想像されます。

No.2

NEJMで学ぶ
「家庭血圧による予後予測」

　　今回取り上げるのは，臨床医学領域では最高峰のジャーナルである
ニューイングランド医学誌に掲載された論文です。

The New England Journal of Medicine

ORIGINAL ARTICLE

Relationship between Clinic and Ambulatory Blood-Pressure Measurements and Mortality

José R. Banegas, M.D., Luis M. Ruilope, M.D., Alejandro de la Sierra, M.D., Ernest Vinyoles, M.D.,
Manuel Gorostidi, M.D., Juan J. de la Cruz, M.Sc., Gema Ruiz-Hurtado, Ph.D.,
Julián Segura, M.D., Fernando Rodríguez-Artalejo, M.D., and Bryan Williams, M.D.

N Engl J Med 2018; 378 (16):1509-1520.
DOI: 10.1056/NEJMoa1712231

　　64,000 例を対象とした前向きコホート研究で，24 時間家庭血圧のほう
が診察室血圧よりも，全死亡および心臓死をよりよく予測できたという報
告です。なお，"Ambulatory" は「自由行動下」と訳すこともありますが，
ここでは診察室の対比で「家庭」と訳します。平常時の血圧という意味な
のでしょう（パネル 1）。

　　今回学習していただきたい統計学のポイントは五つあります。Cox 回

対　　　象	スペインの診療所へ通院する患者コホート（63,910 人）
曝　　　露	24 時間家庭血圧，診療所血圧（収縮期および拡張期血圧値）
結果変数	全死亡，心血管死亡
指　　　標	血圧値-1SD 上がるごとのハザード比
デザイン	コホート研究（追跡期間中央値 4.7 年）

パネル 1 ◆ 本研究の要約

帰，95% 信頼区間，予測能を見る C 統計量，集団寄与危険割合，そして多重検定です。

1 | Cox 回帰

パネル 2 で Cox 回帰についてまとめました。イベント発現までの時間データを分析し，スピード感を伴う相対リスクをハザード比という指標で表します。ハザード比の値が時点 t に依存しないモデルのため，比例ハ

○ 目的変数は，Time to event（イベント発現までの時間）データである。

○ 相対リスク（介入群の対照群に対するリスク）の指標は，ハザード比である。

○ 時点 t でのハザード $[h\,(t; x, z)]$ とは，時点 t でイベントフリーの条件下で，その直後にイベントを起こす条件付き確率である（時点 t，群 x［1 for A 群, 0 for C 群］；共変数 z）。

○ 比例ハザードモデルとは，$\dfrac{h(t; x, z)}{h_0(t)} = \exp(a + bx + \sum c_i z_i)$ ［Baseline hazard: $h_0(t)$］

○ ハザード比（時点 t；A 群の C 群に対する）$= \dfrac{h_A(t; x = 1, z)}{h_C(t; x = 0, z)} = e^b$（時点 t に依存しない）

○ ハザード比はイベントの相対的な起こりやすさをスピードで表す。早期にイベントを起こすほどハザード比は高くなるので，動的な相対リスクといえる。

○ リスク比（あるいはその近似としてのオッズ比）では，いつイベントを起こすかは考慮しないので，静的な相対リスクといえる。

○ 本研究では，共変数（交絡因子ともいう）z で調整（補正）している。
"Model 1 was adjusted for age, sex, smoking status, BMI, diabetes, dyslipidemia, previous cardiovascular disease, and number of antihypertensive medications used."
（年齢・性別・喫煙・BMI・糖尿病・脂質異常症・心臓病の既往・降圧剤の数）

○ 本研究の x は血圧値という連続変数なので，ハザード比は血圧値が 1 単位（1 mmHg）上がることによる相対リスクを表す。

パネル 2 ◆ Cox 回帰（比例ハザードモデル）

ザードモデルと呼ぶこともあります。今回一番見たいポイントは血圧値ですが，死亡に影響する共変数も考慮しないと正しい結論は得られません。そこで，年齢・性別・喫煙・BMI・糖尿病・脂質異常症・心臓病の既往・降圧剤の数という共変数での調整，いわゆる多変量解析を行っています。

（原著 Table 2 から解説用に一部抜粋・改変）

		モデル 1		モデル 2	
		ハザード比 （95% 信頼区間）	P 値	ハザード比 （95% 信頼区間）	P 値
全死亡	診察室 収縮期血圧	1.54 (1.52—1.56)	< 0.001	1.02 (1.00—1.04)	0.04
	診察室 拡張期血圧	1.02 (1.00—1.04)	< 0.001	0.89 (0.87—0.92)	0.01
	24 時間収縮 期家庭血圧	1.58 (1.56—1.60)	< 0.001	1.58 (1.56—1.60)	< 0.001
	24 時間拡張 期家庭血圧	1.56 (1.54—1.58)	< 0.001	1.56 (1.54—1.59)	< 0.001

"Hazard ratios were estimated per 1-SD increase."

○ ハザード比（Hazard ratio）を見るときは，その単位に注意しよう。今回，その単位は血圧値の標準偏差（SD）としている。患者背景表から，SD は診察室血圧では 19/12 mmHg（収縮期/拡張期），家庭血圧では 14/10 mmHg（収縮期/拡張期）とわかる。

○ 解析結果は 1 単位（1 mmHg）あたりのハザード比で示されるので，その値の[SD]べき乗をとる。たとえば，1 mmHg あたりハザード比 = 1.1 で，SD = 10 なら，$1.1^{10} = 2.6$ と算出する。

　モデル 2 ではさらに別の血圧値で調整した。診察室血圧では 24 時間家庭血圧，24 時間家庭血圧では診察室血圧をそれぞれ加えて調整した。24 時間家庭血圧のほうは加えてもハザード比はなお高いので，それは全死亡にきわめて強く影響していると解釈する。一方，診察室血圧は 24 時間家庭血圧で調整するとハザード比はほぼ 1 に下がるので，全死亡への影響は少ないと解釈する。

パネル 3 ◆結果の解釈

ハザード比を見るときは単位が大切です。群の場合は，介入群の対照群に対するハザード比が出ます。この研究では，連続変数の血圧値が説明変数になっています。そこで，単位が 1 mmHg なのか 10 mmHg なのかなどを確認することが必要です。ここでは 1SD（標準偏差）を単位としたので，血圧値が 1SD 上がるごとのハザード比になります。モデル 2 では（パネル 3），上記の共変数に加えて，競合する血圧値（診察室血圧なら 24 時間家庭血圧，24 時間家庭血圧なら診察室血圧）でさらに調整しています。診察室収縮期血圧のハザード比は，モデル 2 では 1.54 から 1.02 まで落ちています。これは，24 時間家庭血圧を加味すれば診察室血圧は影響がないことを表しています。一方，24 時間家庭血圧のほうは診察室血圧を加味してもハザード比は変わりません。ある意味，24 時間家庭血圧のほうが死亡予測には有用だということでしょう。

2 ｜ 95% 信頼区間

　パネル 3 のハザード比の横に 95%CI（Confidence Interval：信頼区間）が示されています。この定義をパネル 4 に示しました。この定義は標本抽出の概念を含んでおり，少しわかりにくいかもしれません。100 回標本，つまりデータを取り，それぞれにつき真値 μ に対する 95%CI を算出する。「100 個の 95%CI のうち 95 個は真値 μ を含む」というのが 95% 信頼区間の解釈になります。しかしながら，これでは聞いても何のことかよくわかりません。そこで，「95% の確率で真値 μ は区間 $[x, y]$ の中にある」と解釈しても大きな間違いではないでしょう。

3 ｜ C 統計量

　パネル 5 では，血圧値により死亡の予測能を表す C 統計量を説明します。これは，診断検査の精度を表すときにも使われます。血圧値をいろい

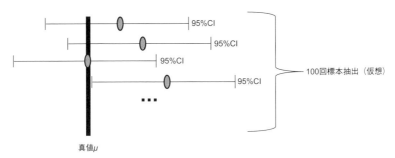
パネル 4 ◆ 95%CI（95% 信頼区間）の意味

ろなカット点で区切り，そこでの感度・特異度を算出し，それをプロット
した ROC 曲線の曲線下面積が C 統計量になります。死亡に対する判別
能を表すとされます。Logistic regression（死亡の有無の判別）でも Cox
regression（死亡までの時間の判別）でも，C 統計量は算出することができ
ます。C 統計量は 0〜1 の値を取り，0.5（でたらめ予測）以下は無用です
ので，0.6 以上あたりが最低ラインになります。この研究では C 統計量 =
0.94 ということですから，きわめて高い予測能だとわかります。

"We also calculated the discriminative performance (expressed as the c statistic [area under the receiver-operating-characteristic curve]) and predictive performance (Akaike and Bayesian informative criteria) of models containing blood-pressure components."

　下記の曲線を，Receiver Operating Characteristic curve（ROC 曲線）という。これは，検査精度の評価および予後予測で用いられる。曲線下面積（Area Under Curve; AUC）が，C 統計量である。本研究では，パネル 1 の共変数および 24 時間収縮期家庭血圧の死亡予測のための C 統計量は 0.94 と算出された。つまり，このモデルで全死亡の 94% が予測できることを意味する。この C 統計量は Logistic regression や Cox regression で算出される。

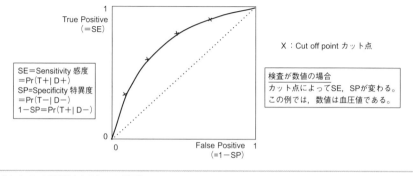

パネル 5 ◆予測能を測る C 統計量

4 　集団寄与危険割合

　　パネル 6 では，集団寄与危険割合（Population Attributable Risk Fraction, PAF）の結果が示されています。血圧値がどれくらい死亡へ寄与しているかを示す数値です。仮面高血圧の PAF がもっとも高く，33.3%（全死亡に対して）でした。一方，白衣高血圧の PAF はわずか 3.6% です。このことから，死亡予測には仮面高血圧が大切ということがわかります。

　　この PAF 値ですが，ハザード比（相対リスクの一種）と高血圧者の割合から算出できます。パネル 7 に PAF の定義と算出法を示しました。集団

（原著 Table 2 から解説用に一部抜粋・改変）

		集団寄与危険割合	
		全死亡 （95% 信頼区間）	心血管死亡 （95% 信頼区間）
高血圧表現型	白衣高血圧	3.6 (2.2—4.6)	4.0(1.5—5.5)
	仮面高血圧	33.3 (28.8—36.9)	31.7(24.0—37.3)

ここでは，白衣高血圧は降圧治療は行っておらず，診察室血圧は高値だが 24 時間家庭血圧は正常の者を指す。また，仮面高血圧とは降圧治療中であり，診察室血圧は正常だが 24 時間家庭血圧が高値の者を指す。

白衣高血圧では，全死亡に関する集団寄与危険割合（PAF）は 3.6% である。
仮面高血圧では PAF は 33.3% と高い。こうした高血圧を克服できれば，全死亡は 33.3% 減ることを意味する。

パネル 6 ◆集団寄与危険割合（PAF）の解説

のなかで危険因子を克服できれば，アウトカム（死亡例など）が何 % 抑制できるかを示しています。ここでは "Population" を「集団」と訳しましたが，「人口」と訳すこともあります。PAF は定義通り算出するより，Levin の公式で算出するほうが多いように思います。危険因子の相対リスクとその有病率がわかれば，単純に算出されるからです。つまり，観察データは不要なわけです。

パネル 8 は，喫煙と全死亡の最近の論文例で PAF を説明しています。喫煙率が高い集団ほど，喫煙の死亡への寄与割合は高くなります。つまり，喫煙者が多い集団ほど，死亡を回避できる人数は増えることになります。全世界の死亡例の 11.5% で，喫煙が起因だったという結果です。逆にいうと，禁煙を徹底すれば死亡例は 11.5% 減るということです。

もう一つ，認知症発現の例を示しましょう（パネル 9）。PAF は，危険因子それぞれについて算出します。しかしながら，危険因子同士は重複しています。この重複，つまり共有性を補正した PAF も示されています。

Population Attributable Risk（*PAR*）集団寄与危険

= Incidence in Population − Incidence in Non-exposed group

= $(I_{pop} − I_{NE})$

Population Attributable (Risk) Percent

〜Population Attributable (Risk) Fraction，PAF　集団寄与危険割合

$PAF = \dfrac{(I_{pop} − I_{NE})}{I_{pop}} \times 100\%$

	Death	Alive	
Smoking (E)	20	80	100
Nonsmoking (NE)	100	900	1000
Population	120	980	1100

$I_{pop} = \dfrac{120}{1100} = 0.109,\ I_{NE} = \dfrac{100}{1000} = 0.100$

$PAR = I_{pop} − I_{NE} = 0.109 − 0.100 = 0.009$

$\rightarrow PAF = \dfrac{PAR}{I_{pop}} \times 100 = \dfrac{0.009}{0.109} \times 100\% = 8\%$

Levin's formula: $PAF = \dfrac{p(RR − 1)}{p(RR − 1) + 1}$ を使うと，

RR（相対リスク） $= \dfrac{(20/100)}{(100/1000)} = 2.0,\ p$（喫煙率） $= \dfrac{100}{1100} = 0.09$

$\rightarrow PAF = \dfrac{p(RR − 1)}{p(RR − 1) + 1} = \dfrac{0.09(2.0 − 1)}{0.09(2.0 − 1) + 1} = 0.08\ (8\%)$

パネル 7 ◆集団寄与危険割合（PAF）の定義と算出法

　　認知症への寄与は難聴がトップで 23.0% でした。続いて，低い教育水準が 19.1% でした。難聴になると外出を控えるようになり，孤立感が認知症を助長すると考えられます。孤独は美徳にもなりますが，孤立はよくないようです。また，認知症を予防するには頭を使うことも大切なようです。

Smoking prevalence and attributable disease burden in 195 countries and territories, 1990—2015: a systematic analysis from the Global Burden of Disease Study 2015

GBD 2015 Tabacco Collaboraors　　　　　　　　　　　*Lancet* 2017;389:1885-906

"In 2015, 11.5% of global deaths were attributable to smoking worldwide."

→ 世界全死亡の 11.5% は，喫煙に起因している（PAF = 0.115）。

→ 喫煙がなくなれば，全死亡例の 11.5% を回避できる。

$$PAF = \frac{p(RR - 1)}{p(RR - 1) + 1} \quad \text{[Levin's formula]}$$

p = 有病率（Prevalence）

RR = 相対リスク（Relative Risk）

喫煙 10 本/日あたりの死亡に対する相対リスク ≒ 2.1

（U.S. Department of Health and Human Services, Office of the Surgeon General (2014). The Health Consequences of Smoking-50 Years of Progress, p.637. による）

喫煙の全死亡への相対リスク，RR = 2.1（上記文献）と仮定すると，

喫煙率 p = 0.1 だと，$PAF = \dfrac{0.1(2.1 - 1)}{0.1(2.1 - 1) + 1} = 0.10$（10%）

→ 全死亡の 10% は喫煙が寄与

喫煙率 p = 0.5 だと，$PAF = \dfrac{0.5(2.1 - 1)}{0.5(2.1 - 1) + 1} = 0.35$（35%）

→ 全死亡の 35% は喫煙が寄与

→ 喫煙率が高い集団ほど，喫煙の死亡への寄与割合は高い。

→ 喫煙を回避したときの恩恵は大きい。

パネル 8 ◆実例による PAF 計算

5 | 多重検定

　　パネル 10 に，多重検定の補正についてまとめました。似たような検定を繰り返すと，偶然に統計的有意となることが知られています。多重性の問題といいます。第一種の過誤の上昇ともいいます。今回もいろいろな種

Dementia prevention, intervention, and care

Gill Livingston, Andrew Sommerlad, Vasiliki Orgeta, et al.

Lancet 2017;390:2673-734

（原著 Table 1 から一部抜粋・改変）

	Relative Risk	Prevalence	PAF	Weighted PAF
若年（18 歳未満）				
低教育	1.6	40.0%	19.1%	7.5%
中年（45–65 歳）				
高血圧	1.6	8.9%	5.1%	2.0%
肥満	1.6	3.4%	2.0%	0.8%
難聴	1.9	31.7%	23.0%	9.1%
高齢（65 歳超）				
喫煙	1.6	27.4%	13.9%	5.5%
うつ病	1.9	13.2%	10.1%	4.0%
運動不足	1.4	17.7%	6.5%	2.6%
社会孤立	1.6	11.0%	5.9%	2.3%
糖尿病	1.5	6.4%	3.2%	1.2%

　PAF（集団寄与危険割合）は個別に算出するので，合計は 100% を超えることもありうる。それぞれ重複しているためである。そうした共有性を補正し，合計100% にしたのが Weighted PAF である。

　認知症発現にもっとも寄与していたのは難聴であった。難聴になると外出を控え，孤立化するためと考えられる。

　難聴では動脈硬化が進んでいると考えられ，血管性認知症になりやすいとも解釈できる。二番目は低い教育水準があがっていた。

パネル 9 ◆認知症発現に関する PAF

　類の血圧値や高血圧タイプについて，検定を繰り返しています。多重性の補正は問われることがあるため，「多重検定のための補正は行わなかった」とあえて記載したのでしょう。

We used SPSS software, version 19.0 (IBM), and R software, version 3.0.2 (R Foundation for Statistical Computing), for statistical analysis. Two-tailed P values of less than 0.05 were considered to indicate statistical significance; **No correction for multiple testing was performed**.

　本研究では，さまざまな血圧値と死亡との関係を分析している。それらは互いに強く関連しあっている。それらのどれかが統計的有意になりがちとなる。これを多重検定の問題と呼んでいる。このとき，従来の有意水準より厳しめにして検定することが勧められる。たとえば，ボンフェローニの補正では多重検定の個数で割った値（5個なら0.05/5＝0.01を有意水準にする）で検定する。本研究では，こうした多重検定のための補正は行わなかったと明記している。

パネル10 ◆多重検定の補正

No.3

NEJMで学ぶ
「TIAの長期予後」

今回取り上げる論文は，ニューイングランド医学誌に掲載されたコホート研究です。

The New England Journal of Medicine

ORIGINAL ARTICLE

Five-Year Risk of Stroke after TIA or Minor Ischemic Stroke

P. Amarenco, P.C. Lavallée, L. Monteiro Tavares, J. Labreuche, G.W. Albers, H. Abboud, S. Anticoli, H. Audebert, N.M. Bornstein, L.R. Caplan, M. Correia, G.A. Donnan, J.M. Ferro, F. Gongora-Rivera, W. Heide, M.G. Hennerici, P.J. Kelly, M. Král, H.-F. Lin, C. Molina, J.M. Park, F. Purroy, P.M. Rothwell, T. Segura, D. Školoudík, P.G. Steg, P.-J. Touboul, S. Uchiyama, É. Vicaut, Y. Wang, and L.K.S. Wong, for the TIAregistry.org Investigators*

N Engl J Med 2018; 378:2182-2190
DOI: 10.1056/NEJMoa1802712

本研究は一過性脳虚血発作（TIA）患者または軽度虚血性脳卒中患者を登録し，5年追跡できた3847例を対象としています（パネル1）。主要評

○ TIA レジストリー
　―軽度虚血性脳卒中も含む
　―発症後7日以内に登録した
　―Prospective cohort study と思われる
○ 2009〜2011年にかけて，21カ国（日本含む）から4789例を登録
　―5年追跡できた3847例を解析対象
○ 主要評価項目
　―心血管死・非致死性脳卒中・非致死性急性冠症候群の複合事象
○ 企業からの寄附金（unrestricted grant）で実施された

パネル1 ◆本研究デザインの骨子

価項目は，心血管死・非致死性脳卒中・非致死性急性冠症候群の複合事象（composite event）です。ここで学習する内容は，累積イベント率の標準誤差，精度ベースの例数設計，記述統計の基本，標準化差，競合リスクとその対処法の五つになります。

1 累積イベント率の標準誤差 （パネル 2）

生存時間解析（Survival analysis）というと，まず Kaplan–Meier plot を思い出す人が多いことでしょう。中止脱落などの打ち切りを考慮したうえで累積生存率を算出する手法として，1958 年に E.L. Kaplan と Paul Meier が編み出した手法です。これにより 5 年生存率などを計算します。生存時間解析とは言いますが，死亡するまでの時間データを扱うだけでなく，いかなるイベントが発現するまでの時間データ（Time to event data）を扱えます。

"···, we used the Peto method for calculating the standard error of survival ···"
「…生存率の標準誤差（SE）の算出には Peto の手法を用いた。」

1) Greenwood's formula（1926）

デルタ法という手法で導出

Kaplan–Meier 計算のための表に準拠して算出

$$Var\,[S(t)] = [S(t)]^2 \sum_{j<t} \left\{ \frac{d_j}{n_j(n_j - d_j)} \right\} \quad →平方根で\,SE\,を求める$$

時点 t で多数例あればよいが，少数例（KM プロットの裾）では過小評価

2) Peto's method（1984）

時点 t での {No at Risk, R_t} が少ないときでもよい

$$Var\,[S(t)] = \frac{S(t)[1 - S(t)]}{R_t} \quad →平方根で\,SE\,を求める$$

→累積イベント率の精度（Precision）= 95% 信頼区間の半分 = $1.96 \times SE$ = $1.96\sqrt{Var[S(t)]}$

[注：精度のことを，誤差幅（Margin of error）とも呼ぶ。]

パネル 2 ◆累積イベント率の標準誤差

ところで，推定値にはすべて誤差を伴います。平均値の場合，誤差とは標本抽出ごとに算出される平均値の変動を表す指標になります。それは標準誤差（SE または SEM）と呼ばれています。累積生存率も累積イベント率も推定値ですから，標準誤差が存在します。2 種類の推定法がよく知られており，一つが Major Greenwood の公式です。驚くことに，Kaplan-Meier の論文より前（1926 年）に登場しています。多数例では問題ありませんが，カーブの右端で少数例になると過小評価すると言われています。もう一つの推定法として，Richard Peto の手法（1984 年）があります。累積計算の必要がなく，定義は二項分布の標準偏差そのものです。本研究ではこちらが使われています。本研究は多数例なので Greenwood の公式でもよいと思いますが，手法の選択は国によって違うようです。米国は Greenwood の手法を使い，英国・欧州は Peto の手法を使う印象があります。本研究は米国のジャーナルに掲載されましたが，著者の多くは欧州人のようです。

2 精度ベースの例数設計（パネル3）

　例数設計には 2 通りが知られています。一つは検定ベースの方法，もう一つが推定ベースの方法です。前者では検出力（Power）がキーワードになりますが，後者では精度（Precision）がキーワードになります。精度とは，推定値の 95% 信頼区間幅の半分を言います。誤差幅（Margin of error）と呼ぶこともあります。

　本論文では，イベント発現率の推定精度を相対で 10% と設定して，例数設計をしています。イベント発現率が 10% なら，推定精度はその 10% なので，± 1% ということです。この例では，年間イベント率が 2.5% と想定していますので，5 年時イベント率は 12.5%，したがって推定精度はその 10%，すなわち ± 1.25% あたりと思われます。5 年時のリスク人数（イベントフリーで追跡中の例数，R_5）はどうでしょうか。仮に 5000 人から開

"… 5000 would allow a 10% relative precision …" 「…5000 例で 10% の相対精度を確保する」

"… assuming an average annual risk of composite events of 2.5% …" 「リスクは年率 2.5% と仮定した」

"… with a 25% attrition rate at 5 years, …" 「5 年時の脱落率を 25% と見積もった」

イベント発現　→年率 2.5%　→ 5 年間で 12.5%　→ $S(5) = 0.125$

相対精度 = 10%　→ Precision = 12.5% × 0.1 = 1.25% = 0.0125 [設計した精度]

R_5（5 年後の残存人数）= 5000 − 脱落例 − イベント発現例 = 5000 − {5000 × 0.25} − {5000 × 0.25} = 3125 なので

$$\text{Precision} = 1.96 \times \text{SE} = 1.96 \times \sqrt{\frac{S(t) - [1 - S(t)]}{R_5}} = 1.96 \times \sqrt{\frac{0.125 \times 0.875}{3125}}$$
$$= 0.0116 \sim \underline{0.0125} \text{ [設計した精度]}$$

5000 例でほぼ正しいことが，概算からうかがえる。

パネル 3 ◆精度ベースの例数設計

始したとしても，25% 脱落とあるので，1250 人が脱落します。イベントが発現するのは 5 年間で 12.5% とあるので，625 人になります。ラフに見積もると，$R_5 = 5000 − 1250 − 625 = 3125$ 人あたりと思われます。

$1.96 \times \sqrt{\frac{0.125 \times 0.875}{3125}} = 0.0116$ ですので，推定精度は 1.16% と算出されます。設計した精度である 1.25%（= 0.0125）にほぼ合致しています。

3 記述統計の基本（パネル 4）

　臨床研究の論文の大半で，患者背景は表で示されます。そのとき用いるのが記述統計です。記述統計とはデータ（標本）を記述することが目的であり，一方の推測統計ではデータ（標本）から検定・推定により母集団を推測することが目的になります。データを記述するには，中心位置（代表値）と散布度という，一次・二次モーメントの指標を使います。年齢など

"Continuous variables are expressed as means and standard deviations or medians and interquartile ranges ···"

「連続変数は平均値と標準偏差，または中央値と四分位範囲で示す。」

"··· categorical variables are expressed as frequencies and percentages"

「カテゴリー変数は頻度とパーセントで示す。」

四分位範囲とは（25%点−75%点）であり，分布の真ん中50%を示す範囲である。

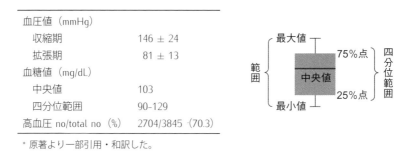

血圧値（mmHg）	
収縮期	146 ± 24
拡張期	81 ± 13
血糖値（mg/dL）	
中央値	103
四分位範囲	90-129
高血圧 no/total no（%）	2704/3845（70.3）

*原著より一部引用・和訳した。

パネル4 ◆記述統計の基本

の連続変数では，対称な分布の場合には平均値と標準偏差で示します。対称ではないような場合には，中央値と四分位範囲（または範囲）で示すことが多いようです。また，カテゴリー変数（名義尺度や順序尺度）では頻度とパーセントで示すことが多いようです。

4 | 標準化差（パネル5）

　比較試験では，患者背景を表すとき2群を比較することになります。その際，患者背景はどのくらい類似しているかを見ておくことが肝要です。多数例のランダム化比較試験では，あらゆる背景因子で均衡することが知られていますが，観察研究ではそうとも限りません。実際には，背景因子の不均衡度（Imbalance）が大きくないことを確認します。不均衡度のこ

Cohen's d とも呼ばれる

> Cohen J. *Statistical power analysis for the behavioral sciences, 2nd edition.*
> Lawrence Erlbaum Associates Publishers: Hillsdale, NJ, 1988.

"… standardized difference of more than 0.20 was interpreted as a meaningful difference."「標準化差 0.20 を超えたときに，意味のある差と解釈された。」

不均衡（Imbalance）の目安：0.2（Small），0.5（Medium），0.8（Large）［Cohen J. pp.24–26.］

利点→「標準化差は例数には依存しない」（P 値は例数が大きいほど小さくなる）

因子	A 群（$n = 6055$）	B 群（$n = 3049$）	標準化差
年齢	68.1 ± 13.8	63.4 ± 12.4	0.358
女性割合	37.0%	29.1%	0.168

連続値の場合

$$標準化差 = \frac{(\overline{X}_A - \overline{X}_B)}{\sqrt{\dfrac{s_A^2 + s_B^2}{2}}} = \frac{(68.1 - 63.4)}{\sqrt{\dfrac{13.8^2 + 12.4^2}{2}}} = \frac{4.7}{\sqrt{172.1}} = \frac{4.7}{13.12} = 0.358$$

二値の場合

$$標準化差 = \frac{(\hat{p}_A - \hat{p}_B)}{\sqrt{\dfrac{\hat{p}_A(1 - \hat{p}_A) + \hat{p}_B(1 - \hat{p}_B)}{2}}} = \frac{(0.370 - 0.291)}{\sqrt{\dfrac{0.370(1 - 0.370) + 0.291(1 - 0.291)}{2}}}$$

$$= \frac{0.079}{\sqrt{0.220}} = 0.168$$

パネル 5 ◆標準化差（Standardized Difference）

とを偏り（Bias）と呼ぶこともあります。それでは，不均衡度をどのように評価すればよいでしょうか。従来は P 値で見ることが多かったようです。しかし，同じ不均衡度であっても，例数によって P 値は変わります。小さな不均衡であっても，多数例では統計的有意差を見ることがあります。そこで，最近の論文では，患者背景の比較に P 値をあまり載せなくなりました。その代わりとして使われだしたのが標準化差（Standardized difference）です。Jacob Cohen が最初に提唱したとされ（Cohen, 1988），

その値が 0.2 なら小さな差と呼んだことから，標準化差 < 0.2 を均衡の目安とすることが多いようです。本研究でもそう定義しています。パネル 5 には，連続値と二値での標準化差の算出法を示しておきました。記述統計の数値から簡単に求められますので，確認していただくとよいでしょう。

5 │ 競合リスクとその対処法（パネル 6）

　今回の学習でもっとも高度な内容になります。中級〜上級レベルです。生存時間解析で Kaplan-Meier 法を使うことはご存知かと思います。この方法を使ううえで，もっとも根幹となる仮定があります。それは，「打ち切りとイベント発現ハザードの独立性」というものです。打ち切り例も非打ち切り例も，その後の関心イベントの起こりやすさは同じという仮定になります。

　関心あるイベントが「心血管死」であり，競合イベントが「癌死」の例をみてみましょう（パネル 6 の例 1）。Kaplan-Meier 法を適用するには，競合イベントで死亡すれば，その時点で打ち切り扱いにします。癌死の例（打ち切り）とそうでない（非打ち切り）例において，その後の心血管死の起こりやすさは同じでしょうか。答えは明らかに No です。癌死した例は，その後に心血管死するわけがないからです。このような競合リスクでは，Kaplan-Meier 推定値は真実よりも高く見積もってしまいます。競合リスクごとに Kaplan-Meier 法で死亡率を推定し，その和を求めますと，全死亡に関する Kaplan-Meier 推定死亡率よりも高くなります。これは明らかに間違いです。

　パネル 6 の例 2 は，競合リスクが逆の方向へ影響する例になります。抗凝固薬を使用していて，関心イベント（エンドポイント）は脳梗塞，競合リスクは大出血とします。大出血が起きると投薬を中止することが多く，そのため脳梗塞が起こりやすくなると考えられます。大出血が起こらなければ投薬を継続し，投薬中止した例よりも脳梗塞は起こりにくいと思われま

Kaplan-Meier 法では，「打ち切り（censoring）とイベント発現ハザードの独立性」を仮定。（折笠秀樹. 医事新報 2016; 4813: 40-44）

言い換えると，「打ち切り例も非打ち切り例も，その後の関心イベントの起こりやすさは同じ」を仮定。

現実にはこの仮定を満たさず，いわゆる "Informative censoring" の起きていることが多い。

打ち切りの原因が「競合リスク」であり，イベント発現が「関心イベント」。

例1
関心イベントが心臓死，競合リスクが癌死とする。癌死（競合リスク）で打ち切りとなった。非打ち切り例ではその後に心臓死は起こりえるが，打ち切り例である癌死例ではその後に心臓死は起こりえない。つまり，打ち切りとイベント発現は決して独立ではない。

例2
抗凝固薬を使用していて，関心イベントは脳梗塞，競合リスクは大出血とする。大出血（競合リスク）で打ち切りとなった。大出血が起きた場合に，抗凝固薬を中止する可能性が高いだろう。そうすると，大出血が起きた例（打ち切り例）のほうがそうでない例よりも，関心イベントである脳梗塞が起きやすくなると考えられる。これも仮定を満たしていない可能性がある。

「競合リスクがある場合，Kaplan-Meier 推定によるイベント率にはバイアスを含む」（競合リスクで打ち切りとなった症例では，関心イベントは「起こらない/起こりにくい（例1）」，または「起こりやすい（例2）」。「起こらない/起こりにくい」ときは Kaplan-Meier 推定値は高めになり，「起こりやすい」ときは推定値は低めになる。）

パネル6 ● 競合リスク（Competing Risk）

す。すなわち，大出血発現例と非発現例（打ち切りの有無）で，その後の脳梗塞発現ハザードは異なることが想像されます。大出血を Kaplan-Meier 法で打ち切り扱いとすると，先ほどとは逆に，Kaplan-Meier 推定値は真

実より低く見積もっていることでしょう。ちなみに，大出血例を打ち切り扱いしなかったらどうでしょうか。大出血例が多ければ多いほど，投薬中止により脳梗塞が起きやすくなり，脳梗塞発現率を高めに推定することになるかもしれません。

　もう一つ例を挙げましょう。癌の臨床試験において，癌の増悪（Progression）を推定したいとき，その前に副作用で死亡することがあります。副作用死亡も競合リスクになります。副作用死亡例では，その後に増悪を起こしえないからです。Kaplan-Meier 法では同様に増悪を起こすと仮定するので，増悪率を高く推定してしまいます。増悪率を単独で扱うのではなく，増悪または死亡（Progression-free survival）として解析するのが一案です。競合リスクを回避するための一つの方法としては，競合リスクも複合エンドポイントに含めて解析するのが一案になります。別の方法としては，あとで述べる「競合リスクを考慮した Kaplan-Meier の改良版」を使うことです。CICR（Cumulative Information Competing Risk）法と呼ばれています。

　今回の研究では，心血管死・非致死性脳卒中・非致死性急性冠症候群の複合事象がエンドポイント，すなわち関心あるイベントです。競合リスクには何があるでしょうか。複合しているので大丈夫かなと思われるかもしれませんが，心血管以外の死亡が考えられます。心血管以外の死亡が起きますと，その後にこれらのエンドポイントは決して起きません。したがって，心血管以外の死亡は Informative censoring に該当します。本研究では，"We used the approach of Kalbfleisch and Prentice by treating death as a competing risk." とあるので（原著 Table 3 の脚注），心血管死以外の死亡を競合リスクと扱ったことがわかります。

　Kaplan-Meier 法の大前提である「打ち切りとハザードの独立性」が損なわれる場合，対処法は競合リスクを複合するか，CICR 法を使うかです（パネル 7）。CICR 法は Kaplan-Meier 法の競合リスク対応版であり，同様にノンパラメトリックな手法です。まず，関心あるイベントと競合イベント

Kaplan-Meier method の Competing Risk 版（ノンパラメトリックな手法）。

Cause-specific approach とも呼ばれ，Cause が競合リスクに当たる。

原著
Logan BR, Zhang M-J, Klein JP. Regression models for hazard rates versus cumulative incidence probabilities in hematopoietic cell transplantation data. *Biol Blood Marrow Transplant* 2006; 12: 107—112.

Σ (Cause-specific cumulative mortality) = All-cause cumulative mortality を保証

ステップ
 I. **全イベントについて**，Kaplan-Meier method で Event-free rate を算出する。
   ［全イベント = 関心あるイベント + あらゆる競合イベント］
   本研究では，心血管以外の死亡例を競合イベントとして扱った。
 II. **関心あるイベントについて**
   各区間（j）で cause-specific hazards, $h_k(t_j) = \dfrac{d_j}{n_j}$ を計算する（k: cause）。
   Overall event-free rate $S(t_{j-1})$ をステップ 1 から引用する。
   関心あるイベントの瞬間発現率，$h_k(t_j) \times S(t_{j-1})$ を算出する。
   ［前の時点までイベントフリーで，次の瞬間に関心イベントを起こす確率］
   瞬間発現率を累積すると，k による Cumulative incidence functions, $c_k(t_j)$ が得られる。

パネル7 ◆ CICR 法（Cumulative Incidence Competing Risk Method）

全体での Kaplan-Meier 推定を行います。競合因子別のハザード値で，全体でのイベント率を案分する方法になります。ハイリスク競合因子では，案分の重みが高くなるわけです。

　また，生存時間解析では Kaplan-Meier 推定の後に，Cox 比例ハザード分析を行うと思います。そこには共変数も含めているので，調整ハザード比というかたちでリスクを推定します。こうした調整解析の競合リスク対応版はいろいろ提案されていますが，パネル 8 に示したように，二つの方法がよく使われます。第一は，競合リスク別に比例ハザードモデルを仮

競合リスクを考慮したモデル解析手法のことを，"Competing risks regression"「競合リスク回帰」と呼ぶ。

"··· we used the approach of Kalbleisch and Prentice by treating death as competing risk." 「死亡例を競合リスクとして扱う Kalbfleish-Prentice の手法を用いた。」

引用文献から，具体的な手法は下記の Fine-Gray method であるとわかる。
Fine JP, Gray RJ. A proportional hazards model for the subdistribution of a competing risk.
Journal of American Statistical Association 1999; 94: 496–509.

　競合リスク回帰には，大別して二つの手法が知られている。

① Cause-specific hazards model ［Cause-specific hazards ごとに比例ハザード性を仮定するモデル］

$\lambda_k(t|\boldsymbol{Z}(t)) = \lambda_{0k}(t) \exp\{\boldsymbol{\beta}'_k \boldsymbol{Z}(t)\}$, where k indicates a cause (competing risk).

② Subdistribution hazards approach (Fine and Gray, 1999)

Subdistribution hazards function, $\widetilde{\lambda}_k(t) = -\dfrac{d}{dt}\log\{1 - F_k(t)\}$, where k indicates a cause (competing risk). そのうえで，比例ハザード性を仮定，

$\widetilde{\lambda}_k(t|\boldsymbol{Z}(t)) = \widetilde{\lambda}_{0k}(t) \exp\{\boldsymbol{\beta}'_k \boldsymbol{Z}(t)\}$

いずれも，SAS や R ではプログラムが用意されている。

パネル 8 ◆競合リスクを考慮した比例ハザードモデル

　　定するモデルです。第二は，競合リスク別にハザード関数をまず定義し，そのうえで比例ハザードモデルを仮定します。後者が，本研究で使われた Fine-Gray 法（1999）になります。どちらの手法も SAS や R のプログラムが用意されているので，適用するのは容易かと思います。

χ^2検定，t検定，F検定の歴史

　統計学では，まず平均値などの記述統計学を学び，次に推測統計学へと進むわけだが，標本変動や標本分布など仮想的な概念が出てくるので挫折する人も多い。標準偏差は記述統計学の範囲であり，データのばらつきを表す指標なので，ここまでは誰でも容易に理解できる。しかし，標準誤差になると思考停止に陥ってしまう。なぜかというと，それが平均値のばらつきだと言うからであろう。平均値は一つしかないのに，なぜそれがばらつくのか疑問に思ってしまう。このあたりがわかるためには，標本分布の概念を理解しなければならないが，これこそが推測統計学の真髄なのである。

　元のデータ分布が正規分布に従うとき，平均値の標本分布は t 分布に従うことが知られている。そこで，平均値に関する検定は t 検定になるわけである。標本を何度も抽出し，そのたびに平均値を算出する。それら平均値の分布のことを標本分布と呼ぶ。このとき，データの分布は正規分布であり，平均値の標本分布が t 分布ということになる。

　χ^2 分布，t 分布，F 分布は，すべて標本分布である。そうした標本分布を使って行う検定が，それぞれ χ^2 検定，t 検定，F 検定ということになる。今回，これらの歴史を振り返ってみよう。

● χ^2 検定

　推測統計学を学ぶと，まず t 検定に出会うだろう。しかし，最初に登場したのは χ^2 検定であった。英国人の Karl Pearson（1857-1936）が 1900 年に提唱した検定である。彼は（Pearson の）相

関係数も提唱したと言われるが，遺伝学で有名な Charles Darwin を従兄にもつ Francis Galton（1822-1911）だという説もある。Galton は近代統計学の父とも呼ばれ，じつは Pearson の先生であった。統計学を知っている人であれば，Regression to the mean（平均への回帰）という言葉を聞いたことがあるだろう。この概念を提唱したのも Galton である。言うまでもなく χ^2 検定は適合度検定であり，パネル 1 に原典の式を示したが，記号こそ違え，現代の教科書に示されているものと同じだと気づくだろう。

$$\chi^2 = S\left\{\frac{(m'-m)^2}{m}\right\} = S\left\{\frac{(m'-m_s-\mu)^2}{m_s+\mu}\right\}$$
$$= S\left\{\frac{(m'-m_s)^2}{m_s}\right\} - S\left\{\frac{\mu(m'^2-m_s^2)}{m_s}\right\} + S\left\{\left(\frac{\mu}{m_s}\right)^2\frac{m'^2}{m_s}\right\}$$

χ^2 検定は適合度検定として知られるが，Pearson が 1900 年に提唱した。原典（1900）中に，χ^2 の定義が出ている。S とは Σ のことであり，m' は観察値（observed frequencies），m は理論値（theoretical frequencies，今では期待値と呼ぶ）である。

出典：Karl Pearson. On the criterion that a given system of deviations from the probable in the case of a correlated system of variables is such that it can be reasonably supposed to have arisen from random sampling. *Philosophical Magazine Series* 1900; 5: 157-75.

パネル 1 ◆ χ^2 検定

●Student の t 検定

χ^2 検定から遅れること 8 年，1908 年に William S. Gosset（1876-1937）が t 検定を提唱した。発表された雑誌は現在でも統計学の名門誌の一つである，*Biometrika* という英国の統計専門誌である

（パネル 2）。彼は実名ではなく，ペンネームで論文を発表したの
だが，そのペンネームこそが Student である。彼は黒ビールで有
名なギネス社に勤めていたが，会社に隠れて研究をしていた。会
社にばれないよう，こうしたペンネームで発表していたのである。
Student が提唱した検定ということで，Student の t 検定と呼ばれ
る。Student は t 検定という名称を使わなかったが，後に Fisher
が t 検定と命名したといわれている。Student は平均値の標本変
動を理論的に評価し，平均値に関する推測統計学の一つとして t 検
定を提唱した。t 分布の密度関数は，パネル 3 のような複雑な式で

VOLUME VI　　　　　　MARCH, 1908　　　　　　No. 1

BIOMETRIKA.

THE PROBABLE ERROR OF A MEAN.

By STUDENT.

　統計学では t 検定を先に学ぶが，t 検定のほうが χ^2 検定よりも 8
年遅れて登場した。アイルランドのギネス社（黒ビールで有名）に
勤めていた Gosset が仕事の合間に論文化したのだが，会社にさぼっ
ているのがばれないよう，ペンネーム Student で発表した。Pearson
はあまり評価しなかったが，Fisher は少数例での分布として評価し
た。そして後に，Fisher が t 検定と命名したと言われる。
出典：*Biometrika* 1908; 6(1): 1-25.

パネル 2 ● Student の t 検定

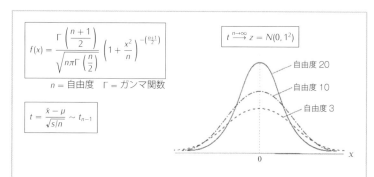

$$f(x) = \frac{\Gamma\left(\dfrac{n+1}{2}\right)}{\sqrt{n\pi}\,\Gamma\left(\dfrac{n}{2}\right)}\left(1 + \frac{x^2}{n}\right)^{-\left(\frac{n+1}{2}\right)}$$

$n = $ 自由度　$\Gamma = $ ガンマ関数

$$t \xrightarrow{n\to\infty} z = N(0, 1^2)$$

自由度 20
自由度 10
自由度 3

$$t = \frac{\bar{x} - \mu}{\sqrt{s/n}} \sim t_{n-1}$$

平均値の少数例での標本分布として著名な t 分布の密度関数，$f(x)$ は複雑な式で表される。t 分布には自由度 n というパラメーターがあるが，それが無限大になると標準正規分布になる。

パネル 3 ◈ t 分布の密度関数

表される。そして，t 分布には自由度というパラメーターがある。自由度が無限大になると，標準正規分布に近似される。

● F 検定

Ronald A. Fisher（1890-1962）は推測統計学の父と言われるが，この F 検定は Fisher が 1924 年に提唱したとされる。F 検定の F は，文字通り Fisher の頭文字である。分散分析（ANOVA）とも呼ぶ。t 検定では 2 群比較しかできないが，F 検定では 3 群以上の比較が可能になる。その最大のアイデアが，群間変動と群内変動を分離したことにある。原典に，そのアイデアが示されている（パネル 4）。

ANOVA（分散分析）とは t 検定の拡張とされるが，これは Fisher が 1924 年に創始したとされる。創始者である Fisher の頭文字をとって F 検定と呼ばれることもある。分散成分を群間（Between → n 群）と群内（Within → s 例）に分ける点を示しているが，これは原典の p.810 に見られる。なお，論文中に F test という用語が示されているわけではない。

出典：Fisher RA. On a distribution yielding the error functions of several well known statistics. *Proceedings of the International Congress of Mathematics* 1924; 2: 805-13.

パネル 4 ＊ F 検定

この Fisher は P 値を定義したことでも有名である。また，交絡・交互作用，ラテン方格などの実験計画法，ランダム化などを提唱したことでも知られる。William Petty, John Graunt, Florence Nightingale が駆使していた記述統計学から脱皮し，Fisher は推測統計学という新しい統計学の世界を打ち立てた。そのため推測統計学の父と言われている。私の恩師である増山元三郎先生は「少数例のまとめ方」（竹内書店，1964 年）という本を著したが，少数例というのは標本を意味する。医学研究では標本，すなわちデータを収集する。そして，標本の結果から母集団を推測する。そのことで結論を一般化する。世論調査や政府の調査も統計と言われていたが，そこでは多数例であり，記述だけが目的であった。

No.4

*JAMA-Ophthalmology*で学ぶ
「ダークチョコで視力改善」

今回取り上げる論文は，*Journal of American Medical Association Ophthalmology*（JAMA-眼科学）に掲載されたランダム化クロスオーバー試験です。

Brief Report
June 2018

Effects of Milk vs Dark Chocolate Consumption on Visual
Acuity and Contrast Sensitivity Within 2 Hours

A Randomized Clinical Trial

Jeff C. Rabin, OD, MS, PhD; Nirmani Karunathilake, BS, MS; Korey Patrizi, BS

JAMA Ophthalmol. 2018;136(6):678–681.
doi:10.1001/jamaophthalmol.2018.0978

臨床試験は事前登録が常識になっていますが（ヘルシンキ宣言 35 項にも記載），本試験は米国 NIH の登録サイト「ClinicalTrials.gov」NCT03326934 で登録済と書かれています。ダークチョコはフラボノイドの一種であるフラボノールを多く含んでおり，「ダークチョコのほうがミルクチョコより

仮　　説	ダークチョコは血流・気分・認知を改善するとされるが，視機能へも良い影響をもたらすかもしれない。
対　　象	眼疾患のない 30 例（男性 9 例，女性 21 例）
介入対照	ダークチョコバー vs. ミルクチョコバー（ダークチョコのほうがフラボノールを 8 倍多く含んでいる）
結果変数	視力，大文字・小文字のコントラスト感度（いずれも摂取 1.75 時間後）
デザイン	ランダム化クロスオーバー法（単盲検法）

パネル 1 ◆本試験の要約

も視機能へ好影響する」という仮説を検証するための臨床試験です。被験者は 30 名で，エンドポイントは，チョコ摂取 1.75 時間後の「視力と大文字および小文字の対比感度」でした（パネル 1）。今回学習する内容は，クロスオーバー試験，CONSORT 声明の流れ図，クロスオーバー試験結果の表示，合成スコア，Bland-Altman プロット，対応のあるデータの解析法の六つです。

1 | クロスオーバー試験（パネル 2）

　クロスオーバー試験では，被験者はダークチョコとミルクチョコどちらも摂取します。そして，被験者内で両者を比較するのです。すなわち，個人内において群間比較を行うことになります。個人間変動が削除できるため，検定の効率は高まります。必要例数も激減します。個人内相関が 0.8（同一人の日を空けての相関係数）であれば，100 例が 10 例まで，1/10 に例数を減らせます。個人内相関のことを級内相関と呼ぶこともあります。しかし一方で，第一期（先攻）の効果が持ち越されると，第二期（後攻）は純粋な効果推定が叶いません。第二期の開始前に初期状態へ戻らない可能性もあります。こうしたことを防ぐために，十分な長さのウォッシュアウト期間が必要とされるのです。ここでは 3 日間以上としていました。

　どちらのチョコを摂取したかの盲検化（これまでは Blinding と言っていましたが，盲目者への差別用語ということで最近は Masking「遮蔽化」が使われています）については，本試験では単盲検，すなわち被験者のみ盲検化していました。視力はどこまで見えるかということなので，少なからず主観が入ると思われます。望むらくは評価者も盲検化する，すなわち二重盲検を用いたほうがよかっただろうと思います。盲検化は情報バイアスの予防につながりますが，ランダム化（無作為割付）は交絡バイアスを防ぐ手段になります。

　解析手法についてですが，クロスオーバー試験では個人内比較をベース

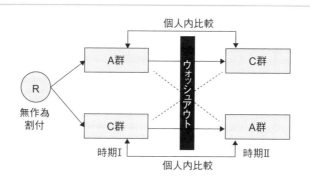

特徴

- 個人間変動を削除できる→例数を減らせる（$N_c = \dfrac{(1-r)N_p}{2}$; N_p: Parallel design での例数, N_c: Crossover design での例数, r: 個人内相関）
  - Parallel design では 100 例必要で, 個人内相関 $(r) = 0.8$ なら, Crossover design では 10 例で十分である。
- 効果の持ち越しが起こらず, 初期（時期 I の前）状態へ戻るのに必要なウォッシュアウト期間を設ける。
- 個人内比較をベースにした, Paired analysis が必要である。
  - 時期効果が無視できそうなら, Paired *t*-test や Wilcoxon signed-rank test でもよい。
  - 時期効果を考慮（補正）するなら, Repeated measures ANOVA 等が妥当な解析法である。

パネル 2 ◆クロスオーバー試験

にするため, Paired analysis が大前提となります。数値データなら Paired *t*-test「対応のある *t* 検定」になるでしょう。正規性を仮定しないノンパラメトリック手法なら, Wilcoxon signed-rank test「符号付き順位検定」が著名です。この Paired *t*-test では, 時期効果（先攻と後攻の違い）は存在しないことを仮定します。時期効果を考慮した解析手法としては, Repeated measures ANOVA（反復測定分散分析）が知られています。

2 | CONSORT 声明の流れ図（パネル 3）

CONSORT 声明は 2010 年に公表されたランダム化比較試験（RCT）の論文執筆のための指針です。具体的には，25 のチェック項目と流れ図からなっています。

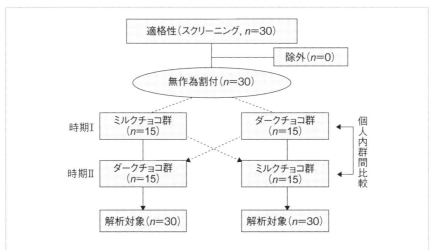

- 解析対象数は 30 例である。時期の違いも考慮すると 60 例（= 15 × 4）になるが，60 例は独立データではない。
  - 独立でないデータが混じっているため，30 例：30 例で Unpaired *t*-test を行うのは誤りである。
- 30 例（= 15 + 15）を対象にして個人内群間比較をする目的で，Paired *t*-test をすることは一部正しい。

パネル 3 ● CONSORT 声明の流れ図

これは，被験者を選定してから解析対象となるまでの経過を表す図になります。割付結果や中止脱落などが，途中にどれくらいあるかを読み取るものです。この例ではミルクチョコ群に 15 例，ダークチョコ群に 15 例をランダムに割り付けています。72 時間空けてクロス（交叉）し，最終の解

析対象は 30 例ずつとなっています。ミルクチョコ先攻で 15 例の Paired data，ダークチョコ先攻でも 15 例の Paired data がありますので，30 例で Paired t-test が実施可能となります。じつは，15 例 × 4 = 60 例のデータが存在しますが，これをミルクチョコ群 30 例，ダークチョコ群 30 例として Unpaired t-test をするのは誤りです。独立ではない（同一人で二つの従属）データが混ざっているからです。60 例として解析するときには，独立性を仮定しない反復測定分散分析を適用しなければなりません。

3 | クロスオーバー試験結果の表示（パネル 4）

　三つのエンドポイントごとに，ミルクチョコ群（$n = 30$）およびダークチョコ群（$n = 30$）についてスコア平均と標準誤差を載せています。ここでは，検定をしているわけではないので，30 例ずつのデータを示すのは適切です。どうして標準誤差なのか。データのばらつきを示すなら，記述統計の一つである「標準偏差（Standard deviation, SD）」ですが，ここでは推測統計，すなわち推定誤差を示したいため「標準誤差（Standard error, SE）」です。患者背景は記述統計，エンドポイントの結果は推測統計と覚えておきましょう。標準偏差は「Describe－記述」のため，標準誤差は「Estimate－推定」のため，と覚えておくとよいでしょう。

　ミルクチョコでのスコア値とダークチョコでのスコア値のペア差についても，同様に平均値を求めています。例数は同じく $n = 30$ です。これも推測統計なので標準誤差でもよいのですが，95% 信頼区間を示しています。とくに重要な結果指標については，標準誤差よりも 95% 信頼区間を示すことが多いでしょう。それは，両群の真の差はいくらくらいかを示すには 95% 信頼区間のほうが単刀直入だからです。95% 信頼区間では，95% の確率で，両群の真の差はこの区間にあると推測できます。ただし，95% 信頼区間 = 点推定値 ± 1.96 × 標準誤差なので等価です。

エンドポイント	スコア平均(標準誤差)		平均差 (95%CI)	P 値
	ミルクチョコ群	ダークチョコ群		
視力（log MAR 単位）	−0.18 （0.01）	−0.22 （0.01）	0.04 （0.02−0.06）	0.05
大文字の対比感度 （log CS 単位）	2.00 （0.02）	2.05 （0.02）	0.05 （0.00−0.10）	0.07
小文字の対比感度 （log CS 単位）	1.30 （0.05）	1.45 （0.04）	0.15 （0.08−0.22）	<0.001

- ミルクチョコ群およびダークチョコ群ともに，例数 = 30 である。30 例のスコアについて，平均・標準誤差が算出された。
- 標準誤差（SE）の提示されたのは，記述統計ではなく推測統計，つまり推定誤差を示したかったためである。
  - $SE = SD/\sqrt{n}$（n は例数，SD は標準偏差）
- 平均差は，同じ個人でミルクチョコでのスコアとダークチョコでのスコアの差を求め，30 例の平均値を表す。
- 平均差についても標準誤差（SE）を示してよいが，95% 信頼区間を示している。95%CI = 平均差 ± 1.96 × SE なので，基本は同じである。
- P 値は Paired t-test（対応のある t 検定）で算出された。ここでは，時期効果（時期 I と時期 II の違い）は補正されない。
- 時期効果を補正した解析法には，たとえば Repeated measures ANOVA（反復測定分散分析）がある（薬理と治療 2016; 44(9):1261-76; 訂正 同 2016; 44(12):1864. 同 2017; 45(11):1884.）。

パネル 4 ◆ クロスオーバー試験の結果表示

4 合成スコア（Composite score）（パネル 5）

複数のエンドポイントを合成することがあります。二値のイベントのようなエンドポイントを考えましょう。心筋梗塞と脳卒中を合成するときには，心筋梗塞または脳卒中が発現したらエンドポイントと定義します。すなわち，「または（Or）」で定義します。それによってイベント数が増え，臨床試験の検出力（Power）が高くなるので，被験者数が限られていると

- 複合スコアと呼ぶこともある。
- 視力（MAR），大文字の対比感度（CS_L），小文字の対比感度（CS_S）の三つを合成する。
- 三つのスコアが類似した内容であることが，合成する前提である。まったく意味の違うものを合成することは許されない。
- 三つのスコアを合成するには，すべてスコアの和を取るか，積を取るのが簡便な方法である。
  - 今回の 3 スコアはすべて対数値（$\log MAR, \log CS_L, \log CS_S$）なので，積のほうが都合がよい。
- 合成変数 $U = MAR \times CS_L \times CS_S$ と定義すると，$\log U = [MAR \times CS_L \times CS_S] = \log MAR + \log CS_L + \log CS_S$ となり，元の対数値データの単純和で合成変数の対数値（$\log U$）が算出できる。

パネル 5 ◆合成スコア（Composite score）

きにエンドポイントを合成することがあります。そのときの前提で大切なことは，合成する変数は類似したものであることです。なお，「合成」と訳しましたが，「複合」と訳すこともあります。

　この例では，複数のイベントの合成ではなく，複数のスコアの合成になっています。すなわち，二値変数の合成ではなく，連続変数の合成です。二値変数の合成では「または（Or）」で定義しますが，連続変数の合成では「和（Sum）」または「積（Product）」で定義するのが簡便です。対数値の場合には，「積」で定義するのが便利です。パネル 5 にも示したように，合成変数 $U = MAR \times CS_L \times CS_S$ のように積で定義すると，$\log U = \log[MAR \times CS_L \times CS_S] = \log MAR + \log CS_L + \log CS_S$ となり，元の対数値データの単純和で合成変数 U の対数値（$\log U$）が算出できるので便利なのです。

5 | Bland-Altman プロット（パネル6）

　Bland-Altman プロットは，ペアデータの一致性を確かめるための視覚的手法として提案されたものです。生活の質（QOL）の Test-retest における再現性，2種類の検査キットによる測定値の一致性などの確認に使われ

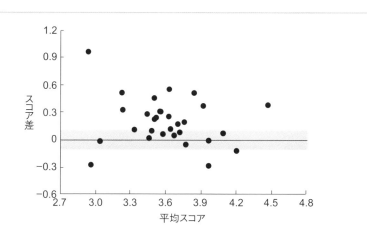

- 1回目と2回目の値の一致性を可視化する手法として提案された（*Lancet* 1986; 327: 307-10）。
- 横軸は1回目と2回目のスコア平均，縦軸は1回目と2回目のスコア差，これを個人ごとにプロットした。
- 今回の事例では一致性を見るのではなく，ダークチョコとミルクチョコの log *U* 値に関するスコア差に注目した。
- 縦軸は個人ごとのスコア差，すなわち，(ダークチョコでの log *U* 値 − ミルクチョコでの log *U* 値) を表す。
- 横軸は両者の平均値，すなわち，(ダークチョコでの log *U* 値 + ミルクチョコでの log *U* 値)/2 を表す。
- 縦軸0（同点）が3例，0超（ダークチョコの勝ち）が23例，0未満（ミルクチョコの勝ち）が4例のようだ。
- 条件付きオッズ比 = 23/4 = 5.75 倍であり，ダークチョコの勝ちである。

パネル6 ● Bland-Altman プロット

ます。一致性の指標としては，級内相関係数（連続変数）や Cohen's kappa 係数（カテゴリー変数）が知られますが，視覚的に確認するにはこのプロットが優れています。縦軸の差が許容範囲内（たとえば，$0 \pm 1.96 \times$ 標準偏差）におさまっていれば，ほぼ一致していると確認します。

　この例では一致性を確認しているわけではありませんが，$\log U$ 値に関する両チョコ間の差（ダークチョコ － ミルクチョコ）を示す縦軸に注目します。縦軸が 0 より上だとダークチョコが優れ，0 より下だとミルクチョコが優れます。パネル 6 を見ますと，ダークチョコの勝ち 23 例，ミルクチョコの勝ち 4 例，同点 3 例のように見受けられます。23：4 ＝ 23/4 ＝ 5.75 倍を算出し，ダークチョコのほうがミルクチョコよりも 5.75 倍優れると言ったりします。この値のことを，Conditional odds ratio「条件付きオッズ比」と呼びます。対応のあるデータにおけるオッズ比です。

6 ｜ 対応のあるデータの解析法（パネル 7）

　連続データで対応のあるデータについては，Paired t-test を適用することでしょう。ここでは，正規性を仮定しています。少数例などで正規性を仮定しないときには，ノンパラメトリックな手法の一つとして Wilcoxon signed-rank test「Wilcoxon 符号付き順位検定」を用いることがあります。連続データを順位データに変換するため，情報量が落ちています。たとえば，「-1, 1, 10, 100」というデータを順位変換すると，「1, 2, 3, 4」となります。正規分布に寄ってくることが多いです。さらに，上がったか下がったかまで情報量を落とすことがあります。さきほどのデータでは，「$-$, ＋, ＋, ＋」というデータに変わります。これが Sign test「符号検定」と呼ばれる手法になります。大きさの情報がすべて消えるため，対応のある差の検出効率は低くなります。

　今回は合成変数 $\log U$ という連続値に対して，正規性を仮定した Paired t-test を適用しています。正規分布のときには，これが一番検出効率の高

- 差データに正規性を仮定し，数値そのものを用いるのが，Paired t-test「対応のある t 検定」である。
- 差データを順位（Rank）へ変換して解析するのが，Wilcoxon signed-rank test「Wilcoxon 符号付き順位検定」である。
- 差データを二値（＋か－）へ変換して解析するのが，Sign test/McNemar test「符号検定/McNemar 検定」である。
- ノンパラメトリック手法である Wilcoxon/Sign test のほうが，正規であれば，検定効率は低い（有意になりにくい）。
- パネル 6 のグラフを横から眺めて分布をみると，ほぼ正規分布に見える。
- したがって，本論文で使用されている Paired t-test は適切と思われる。
- Paired t-test の結果は，「$P < 0.001$」と書かれているが，実値はかなり小さい P 値だと思われる。
- Sign test（直接二項確率による）をすると，ダークチョコの勝ちが 23 例，ミルクチョコの勝ちが 4 例なので，
- 片側 $P = \sum_{k \geq 23} \binom{27}{k} \left(\frac{1}{2}\right)^{27} = 0.000155$ →両側 $P = 0.00031$
- 情報量を二値にまで低下させた Sign test でも「$P < 0.001$」になったが，実値の示されていない Paired t-test より大きいと思われる。

パネル 7 ◆対応のあるデータの解析法

い検定手法です。両群の差に関して，$P < 0.001$ と書かれています。ちなみに，検出効率が低い Sign test でも $P < 0.001$ になりましたが（パネル 7），たぶんこちらの P 値のほうが Paired t-test の P 値よりは大きいことでしょう。

No.5

Lancet で学ぶ
「予測モデル」

　　　今回の臨床研究は *Lancet* に掲載された，後ろ向きコホート（Retrospective cohort）研究です。

International validation of the consensus Immunoscore for the classification of colon cancer: a prognostic and accuracy study

Pagès F, Mlecnik B, Marliot F, Bindea G, Ou FS, Bifulco C, et al.

Lancet 2018; 391: 2128-39.
doi: 10.1016/S0140-6736(18)30789-X

　　　通常，コホート研究というと前向き（Prospective）なのですが，既存の診療カルテやデータベースなど過去のデータを用いているときは，後ろ向きコホートあるいは既存コホート（Historical cohort）と呼ばれます。

　　　2681 人の大腸がん患者について既存の追跡情報データがあり，今回はそのデータを使って 5 年再発を予測するモデルを開発しました。新たに大腸がんの腫瘍浸潤 T 細胞を国際共同で集め，病理医と免疫医が細胞標本を評価し，免疫スコアなるものを作りました。その値を三つに分類（高中低）しました。本研究では，5 年再発に対する免疫スコアの予測能を分析しています（パネル 1）。

2681 人の大腸がん患者の既存データを使用（後ろ向きコホート研究）
腫瘍浸潤 T 細胞の密度を新たに定量化（病理医・免疫医による）
コンセンサス・免疫スコア（Immunoscore）を開発
　この免疫スコアを 3 分類（高中低）
　学習（データ）セットで 5 年再発を予測
　検証（データ）セットと外部（データ）セットで予測能・判別能を確認

パネル 1 ◆国際コンソーシアム─各国の既存データを共有して分析

今回はおもに，リスク予測モデリングの手法について学びます。現在，ビッグデータを用いた疾病の予後予測モデリングは大変盛んに行われていますが，歴史的にはフラミンガムコホートデータから作られた冠動脈心疾患のリスクスコアが著名です。ここでは，学習セットでのリスクモデル開発，その予測性の確認，判別能の確認（C 統計量など），実際の結果と予測結果の一致性を見る級内相関係数，そして 3 種の検定統計量［ワルド，尤度（ゆうど）比，スコア］などを学びます。

1　リスク予測モデルの開発（パネル 2）

　目的変数として 5 年再発の有無（あるいは再発までの期間），説明変数として免疫スコア値を考えます。このとき，予測モデルとしてロジスティック回帰モデル（あるいは Cox 回帰モデル）を用います。モデル開発に用いたデータは 2681 人の全データではなく，無作為に抽出された 700 人のデータを用いています。このデータのことを学習セット（Trainning or Learning set）と呼びます。他のデータでも成り立つかどうかも大切なので，それを確かめることを検証（Validation）と呼びます。今回は 636

新規の免疫スコアを使って，大腸がんの再発を予測するモデル開発
モデル開発のステップのことを，検証（Validation）と呼ぶ

ステップ1)　学習セット（Training set）によるモデル開発
　　　　2)　検証セット（Validation set）による確認［内部検証−Internal Validation］
　　　　3)　外部セットによる確認［外部検証−External Validation］

2681 人の大腸がん患者データを，無作為に上の 3 セットに分けた。
　通常は学習セットと検証セットに分け，外部セットはそれ以外からとる。

パネル 2　リスク予測モデリング（Risk prediction modeling）

人の内部検証セット（Internal validation set）と 978 人の外部検証セット（External validation set）で確かめています。通常，外部検証セットというのは 2681 人のデータ以外から集めますが，今回はその一部分として定義しています。総和が一致していないのは少し気になります。

2 データセット間で患者背景の類似性（パネル 3）

学習セット，内部検証セット，外部検証セットがほぼ同様の患者背景になっているのか，どのように確かめればよいのでしょうか。患者背景にはいろいろありますが，たとえば T ステージ分類で見てみましょう。これは 4 カテゴリーの順序尺度ですが，患者背景の比較では，T ステージ分類の分布の違いを見ます。したがって，名義尺度として扱います。パネル 3 のような場合，自由度 6 の χ^2 検定を行うことになります。データセットが

患者背景としては，性別，T stage 分類，N stage 分類，など。T stage 分類を例にとると，

	T1	T2	T3	T4
学習セット				
内部検証セット				
外部検証セット				

三つの独立なセット間で T stage 分布が異なるかどうかを検証するには，χ^2 test あるいはそのノンパラメトリック検定である Kruskal-Wallis test を用いる。セルの中に入る数字が小さいとき（5 未満など）は，ノンパラメトリック検定を用いる。

論文記載例

Demographics and disease characteristics were compared descriptively across the training set, internal validation set, and external validation set and compared by Kruskal-Wallis and χ^2 tests when applicable.

パネル 3 ◆学習セット，検証セット，外部セットの 3 者間で患者背景を比較

三つ，分類カテゴリーが四つのとき，自由度は $(3-1) \times (4-1) = 6$ となります。自由度とは，クロス表の周辺度数を固定したとき，いくつのセルが自由な値を取れるかということです。T1 列では二つ，T2 列でも二つ，T3 列でも二つが自由です。T4 列では横罫で縛られるので自由なセルはないので，合計 6 となります。なお，セルの中の数字が小さい（期待度数 5 未満が目安）ときにはノンパラメトリック版である Kruskal-Wallis（クラスカル・ワリス）検定を用います。

3 | 予測性の検証

　　免疫スコアが 5 年再発の予測に有用かどうかについては，パネル 4 に示したように Kaplan-Meier プロットで示すとよくわかります。免疫スコア

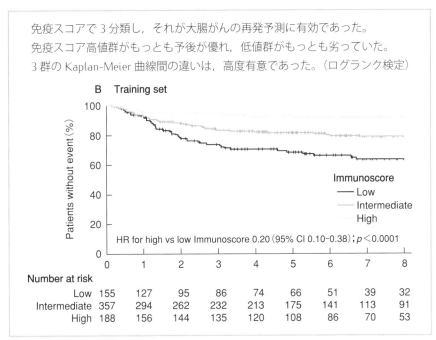

パネル 4 ● 学習データセットでの予測性（Predictive accuracy）の検証

は数値のため，3群に分類しています。免疫スコア高値群で予後が一番よく，低値群で一番悪いことが一目瞭然です。このようによく弁別されているとき，予測性（Predictive accuracy）が高いと言います。念のため，3群間のカーブに有意な差があることを Log-rank test で検証しておくとよいでしょう。ここでは高低の2群間で検定していますが，3群間での検定も可能です。その際，自由度は1ではなく，2（= 群の数 − 1）になります。

4 | 判別能の検証

予測モデルの判別能（Discrimination performance）というのは，免疫スコアによる予測結果と実際の結果が正しかった程度を示す指標です。免疫スコアによって，どれくらい再発の有無が判別できたかを示します。実際に再発のとき，予測が正しい割合を感度（Sensitivity）と呼びます。非再発のとき，正しく予測する割合を特異度（Specificity）と呼びます。予測では非再発なのに再発したら False positive，予測では再発なのに非再発なら False negative になります。これは検査精度の統計と同じ原理です。感度を高くすれば特異度は低くなるという，逆相関の関係があります。感度と特異度を総合的にみるには，パネル5 のような ROC（Receiver Operating Characteristics）曲線を使います。免疫スコア値（検査なら検査値）のカット点をいくつか設け，そのたびに感度・特異度を算出し，それを曲線で結ぶことで作られます。その曲線下面積（AUC）のことを，C 統計量（C statistics）と呼びます。C 統計量が 0.5 以上でないと無意味ということになります。0.5 では偶然の判別だからです。1 に近づくほど判別能が高くなります。

今回の例では，予測モデルとして Cox 回帰を用いています。再発までの期間がわかっているからです。再発の有無しかわからないようなら Logistic 回帰を用います。いずれにおいても C 統計量は算出されます。免疫スコアしか含めない無調整モデル（Unadjusted model）では 0.62，年齢・

Model performance was assessed by Harrell's C-statistics. Participating centres were used as the stratification factors, and the variables adjusted in the multivariable models were **age, sex, T stage, N stage, and MSI status.**

	C 統計量（95% CI）
Unadjusted model	0.62 （0.56-0.68）
Multivariable model	0.74 （0.67-0.80）

曲線下面積（AUC, or i-AUC）= C statistics （下図参照）
Unadjusted model では，再発予測に免疫スコアのみを用いた。
Multivariable model では，さらに**上記の 5 変数**を加えた。

C 統計量の 95% 信頼区間は解析的には求められないため，本研究ではブートストラップ法を用いた（with 1000 × bootstrap resampling）。現データから一部をランダムに抽出し，それを 1000 回繰り返すことにより，その 950 個の値が入る区間として求めた。解析的に標準誤差が求められる場合でも少数例の時は，この手法で 95% CI を求めることがある。

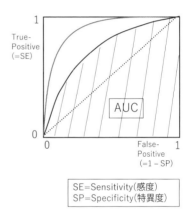

SE=Sensitivity(感度)
SP=Specificity(特異度)

パネル 5 ◈ モデルの判別能（Discrimination performance）の検証

性別・T ステージ・N ステージ・MSI 状態を加えた調整モデル（Adjusted model）では 0.74 のようです。それには 95% 信頼区間も併記されています。解析的に求められないため，ブートストラップ法という手法を用いています。この方法は，Bradley Efron 博士（ロシア系ユダヤ人）という統計学者が 1979 年に開発した手法です。Efron 博士は 2018 年，この成果により統計学におけるノーベル賞（International prize in statistics）を授与されました。

5 数値の一致性の検証（パネル6）

　予測値と観察値が一致しているか，それを確かめる手法は級内相関（Intra-class correlation，略して ICC）というものです。本研究では，米国とオランダの免疫医が同一サンプルについて標本中の細胞数を報告し，両者をプロットしています。通常の Pearson 相関係数を示しているようですが，一致性を見るには級内相関を使うべきです。一致性を見る級内相関とは，$Y = X$（つまり一致）のラインに乗っている程度を表します（パネル7）。一方，通常の相関とは単に直線に乗っている程度を表します。極端なことを言うと，$Y = 2X$（いつも 2 倍の値を取る）に乗っていても高い相関になりますが，決して X と Y は一致していません。

　なお，開発された予測モデルでの予測値と観察値の間の一致性につい

　連続量の一致性については，級内相関（Intra-class correlation, ICC）を用いる。下図では，米国とオランダの免疫医のあいだで，同一サンプルの細胞数をプロットした。相関係数 $r = 0.98$ で，よく一致したとあるが，級内相関係数のほうが好ましい。カテゴリー量の一致性については，カッパ係数（Cohen's κ）が知られている。

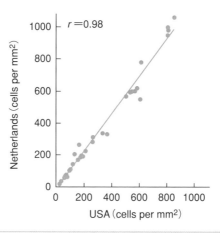

パネル 6 ◆両者間の一致性（Agreement, Concordance）

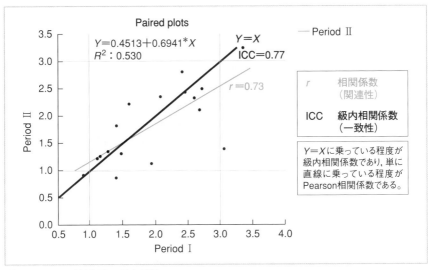

ては，5〜10 個のリスク群に分け，それぞれでの両者の乖離を総合する Hosmer-Lemeshow の Goodness of fit 検定がよく使われます。この一致性のことを，リスク予測モデリングの専門用語としては Calibration（較正）と呼びます。Discrimination（判別）と同様に，予測モデルの重要な評価指標の一つです。

6 | 3 種類の検定（パネル 8, 9）

　これは統計手法というより，数理統計，すなわち統計検定の基本概念に関する事項です。統計検定には 3 種類が知られています。ワルド検定，尤度比検定，スコア検定の三つです。論文中では，最適な予測モデルの選択において尤度比検定が用いられています。また，ハザード比＝ 1 に対する検定ではワルド検定が用いられています。これは，最尤推定値と帰無値の差に関する検定です。最尤推定値というのは尤度関数 $[L(\theta)]$ が最大になるような値のことであり，R.A. Fisher 博士が 1922 年に提唱しました。じつ

パネル 8 ◆ 3 種類の検定

は，尤度という概念自体も Fisher 博士が提唱しました。尤度比検定とは文字通り，尤度の比（あるいは対数尤度の差）に関する検定です。スコア検定とは，対数尤度関数の微分（つまり傾き，あるいは角度）に関する検定です。三者の違いをパネル 9 に図示しておきました。対数尤度関数の微分は「スコア」と呼ばれますが，これは C.R. Rao 博士（2018 年現在 98 歳）が 1948 年に提唱したものです。なお，スコア統計量に出てくる情報量 [$I(\theta)$] は，R.A. Fisher 博士が提唱したものです。

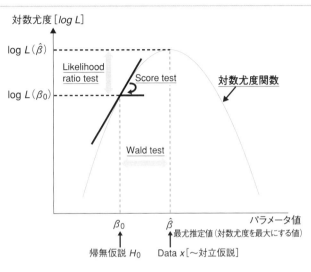

Wald test (ワルド検定)

$$\frac{(\hat{\beta} - \beta_0)^2}{Var(\hat{\beta})} \sim \chi^2 \text{ (under } H_0)$$

Likelihood ratio test (尤度比検定)

$$L(\theta) = \text{Likelihood function (尤度関数)}$$

$$\bigwedge = \frac{L(\beta_0|x)}{L(\hat{\beta}|x)} \; : \; 尤度比$$

$$-2\log\bigwedge = 2[\log L(\hat{\beta}) - \log L(\beta_0)]$$

$$\sim \chi^2 \text{ (under } H_0)$$

Score test (スコア検定)

$$スコア \quad U(\theta) = \frac{\partial \log L(\theta|x)}{\partial \theta}$$

$$情報量 \quad I(\theta) = -E_\theta\left[\frac{\partial^2 \log L(\theta|x)}{\partial \theta^2}\right]$$

$$S(\theta) = \frac{U(\theta_0)^2}{I(\theta_0)} \sim \chi^2 \text{ (under } H_0)$$

パネル 9 ● 3 種類の検定の違い

初歩の統計ではワルド検定が大半かもしれませんが，尤度比検定やスコア検定に基づくほうが正しい信頼区間が得られることがよくあります。ちなみに，割合に関する検定統計量で言うと，ワルド検定の標準誤差は $\sqrt{\hat{p}(1-\hat{p})/n}$ であり，スコア検定の標準誤差は $\sqrt{p_0(1-p_0)/n}$ と異なります。$\hat{p}$ は最尤推定値，p_0 は帰無値，n は標本数です。この例では，初歩統計の教科書でスコア検定のほうが載っているのはご存知の通りです。

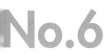

No.6

NEJMで学ぶ
「抗血小板併用療法で脳梗塞の再発予防」

今回取り上げるのは，臨床医学領域のトップジャーナル，ニューイングランド医学誌に掲載された論文です。

The New England Journal of Medicine

ORIGINAL ARTICLE

Clopidogrel and Aspirin in Acute Ischemic Stroke and High-Risk TIA

S. Claiborne Johnston, M.D., Ph.D., J. Donald Easton, M.D., Mary Farrant, M.B.A., William Barsan, M.D., Robin A. Conwit, M.D., Jordan J. Elm, Ph.D., Anthony S. Kim, M.D., Anne S. Lindblad, Ph.D., and Yuko Y. Palesch, Ph.D., for the Clinical Research Collaboration, Neurological Emergencies Treatment Trials Network, and the POINT Investigators*

NEJM 2018; 379:215-225
DOI: 10.1056/NEJMoa1800410

軽度の虚血性脳卒中（脳梗塞よりもこちらの用語が使われるようです）とハイリスクの一過性脳虚血発作（TIA）患者を対象にしたランダム化比較試験です（パネル 1）。アスピリン単独群とアスピリン・クロピドグレル併用群の比較で，いわゆる抗血小板薬 2 剤併用療法（DAPT）の優位性を検証しようとした臨床試験です。アスピリンとクロピドグレルともにプラセボを用意し，ダブルダミー法で二重盲検化しています。主要評価項目は 3 カ月以内の虚血性脳卒中・心筋梗塞・虚血性血管死の複合エンドポイントです。中間解析をすることもあってか，独立データ安全性モニタリング委員会（DSMB）を設置しています。本試験は米国 National Institute of Neurological Disorders and Stroke（NINDS）がスポンサーの試験ですが，薬剤とプラセボはサノフィ社から提供を受けています。また，試験プロトコルは付録として入手できます。

- アスピリン単独群とアスピリン・クロピドグレル併用群との比較
- 抗血小板薬の Dual therapy（DAPT）の優位性を検証する試験
- ダブルダミー法を用いた二重盲検試験
- 主要評価項目は，3 カ月以内の虚血性脳卒中・心筋梗塞・虚血性血管死（複合イベント）
- 中間解析をするため，独立データ安全性モニタリング委員会が設置された
- 試験プロトコルは *NEJM* の付録として入手可能となっている
- 米国 NINDS がスポンサーの試験であり，薬剤とプラセボはサノフィ社より提供を受けた

パネル 1 ◆軽度虚血性脳卒中とハイリスク TIA 患者を対象にしたランダム化比較試験

　今回取り上げるのは，1）ITT 解析，2）生存時間解析のための例数設計，3）中間解析，4）副次評価項目に対する多重性調整，5）サブグループ解析と交互作用の検定の合計五つです。

1 ITT 解析

　ITT とは，Intention-to-treat または Intent-to-treat の略です。「治療しようと試みた」ことに基づく解析方針のことで，治療しようとした全例を解析対象とし，割付時に治療しようとした群（つまり割付群）として解析する方針のことです。これはランダム化比較試験を前提にしており，解析対象集団を規定する方針です。

　この用語が初めて見られたのは，1980 年の *Circulation* 誌です（パネル 2，Sherry S. The anturane reinfarction trial. *Circulation* 1980; 62: V73-8.）

　Anturane という抗血小板薬とプラセボとのランダム化比較試験では 1629 人が割付されましたが，Anturane 群で 38 人，Placebo 群で 33 例が解析除外されました。その理由は，適格違反が事後に判明したためと言います。両群ともほぼ同数なので問題はないようですが，とんでもないことになっていました。Anturane 群では 38 人中 10 人が死亡（26%），Placebo

Intention-to-treat（あるいは Intent-to-treat）のこと

「治療しようと試みた」に基づいて解析する方針

- ○ 治療しようと試みたのは**全例** →適格違反や中途脱落なども含む全例が解析対象
- ○ 割付結果に基づき特定の治療を試みる →途中で治療変更しても**割付通りに解析**

全例を対象にして，割付群として解析する方針 →比較試験が前提

論文記載例

We performed the analyses according to the **intention-to-treat principle**, ···

　用語として初めて現れたのは 1980 年。（Sherry S: *Circulation.* 1980; 62:V73-78. の抄録部分）

The trial differed from studies on other platelet-active drugs in that it was designed as a clinical efficacy study rather than an "intent-to-treat" trial, and all patients were entered within a very narrow window, i.e., 25-35 days after infarction, which allowed for the drug to be evaluated against the natural history of mortality after an acute myocardial infarction.

　統計学者の Richard Peto 博士が最初に提唱したようだ。（Peto R, et al: *Br J Cancer.* 1976; 34:585-612.）p.604

　A serious error is to exclude from the statistical analysis any post-randomization, pre-treatment deaths in the active treatment group, while retaining all the untreated controls. The safest general rule is always to leave all randomized patients in(and to randomize later in your next trial!) for in a large trial the

パネル 2 ◦ ITT 解析とは何か

群では 33 人中 4 人が死亡（12%）であり，Anturane 群の死亡例がより多く除外されていたのです。結果である死亡例を見て，Anturane 群の死亡例を意図的に除外した疑いがあります。異例にも，米国 FDA の Temple 博士はニューイングランド医学誌を通じて，スポンサーを痛烈に批判しました（*NEJM* 1980; 302: 250-6）。こうした教訓から，割付された症例は除外しない方針，つまり ITT が生まれたのだと思われます。

なお，こうした考え方はそれより以前に，イギリスの Richard Peto 博士が言っていたようです。ランダム割付された患者は全員解析に含めるルールとして，1976 年の論文に記載が見られます（パネル 2）。これこそ ITT 方針そのものです。じつは，この論文は 2 本合作であり，臨床試験の計画と解析の総説として，私が大学院生の頃（1980 年代）に読んだ懐かしい論文の一つです。

2 | それ以外の解析方針（パネル 3）

　本試験では ITT 解析を主に行ったわけですが，副次的に治療を受けた患者に限定した解析（As-treated analysis）も行っています。注釈に，「最低 1 回は服薬した患者に限定した」と記載されていますので，いわゆる ICH（日米欧の同時開発へ向けた規制会議）用語の FAS 解析と同様です。解釈のしかたによっては，「As-treated」とは治療通り，つまりプロトコル通りということで，「Per protocol set（PPS）」のことを指すこともあるようです。この「PPS analysis」は文字通り，プロトコル通りに実施した対象者に限定した解析のことです。対象集団の例数の大きさで表すと，ITT > FAS > PPS となります。

　これに似た用語として，「On-treatment analysis」があります。治療中に生じたイベントのみを考慮し，治療中止・中断中に生じたイベントは考慮しない解析方針のことです。有害事象がイベントの場合，TEAE（Treatment emergent adverse experiences）解析と呼ぶこともあります。投薬後に起きたものは副作用とは考えにくいととらえ，そうした有害事象を対象外とするのです。これらは解析対象集団を意味する用語ではありません。ただし，「On-treatment」とは治療中，つまりプロトコル通りとみなして，PPS と同類語で使うこともあるようです。

We performed a secondary, **as-treated analysis** of the primary outcome that included patients who had **received at least one dose** of a trial regimen, ⋯

　主たる解析対象は，割り付けられた全例，つまり「ITT analysis」であった。

　副次的解析対象は，最低 1 回は割付治療を受けた（as treated）患者に限定した，「as-treated analysis」であった。ICH 用語では，「FAS (Full Analysis Set) analysis」と呼ぶこともある。ただし，「as-treated」は治療通り，つまりプロトコル通りとみなして，「Per protocol analysis」を指すこともある。

　「Per protocol (set) analysis」（「PPS analysis」）とは，プロトコル通りに実施した対象者に限った解析のことである。したがって，ITT > FAS > PPS が解析対象集団の例数の大きさを表す。

　似たような用語に「On-treatment analysis」があるが，治療中（On-treatment）のイベントのみ考慮する解析である。有害事象がイベントの場合，TEAE（Treatment emergent adverse experiences）解析と呼ぶこともある。したがって，これらは解析対象集団を意味する用語ではない。ただし，「On-treatment」は治療中，つまりプロトコル通りとみなして，PPS と同様の意味で使うこともある。

パネル 3 ● FAS, Per Protocol, On Treatment 解析とは

3 ｜ 生存時間解析のための簡便な例数設計（パネル 4）

　アスピリン単独群のイベント率を 15% として，ハザード比 0.75 を 90% で検出するには 4150 例必要と算出しています（両側有意水準 5%）。どのようにして算出したのか再現してみましょう。

　パネル 4 に簡便法を示しました。80% 検出力では $32 \div \{\ln HR\}^2$ が必要な総イベント数になります。エンドポイントが二値のイベントの場合には，Event-driven，つまりイベント数を算出することになります。この例では検出力 90% なので，簡便法では $42 \div \{\ln HR\}^2$ が必要な総イベント数

論文記載例

> We determined that **a sample of 4150 patients** would provide the trial with **a power of 90%** to detect **a hazard ratio of 0.75** with **a two-sided alpha level of 0.05** on the basis **of an event rate of 15%** in the aspirin-only group.

イベントがエンドポイントの（生存時間解析を実施する）試験では，Event-driven の例数設計をする。

2群比較（1：1割付）試験での必要総イベント数は，

$$\frac{4(Z_{\alpha/2} + Z_{\beta})^2}{\{\ln(HR)\}^2} \quad (HR = \text{ハザード比, ln は自然対数})$$

$Z_{\alpha/2} = 1.96$（$\alpha = 0.05$，両側有意水準 5%）

$Z_{\beta} = 0.842$（$\beta = 0.2$，Power 80%），$Z_{\beta} = 1.282$（$\beta = 0.1$，Power 90%）なので

$$\frac{4(Z_{\alpha/2} + Z_{\beta})^2}{\{\ln(HR)\}^2} = \frac{31.405}{\{\ln(HR)\}^2} \sim \frac{32}{\{\ln(HR)\}^2} = 387 \text{ events, in total}（\text{Power 80%}）$$

Aspirin 群で 15%　→ Clopidogrel 併用群で 11.25%（$HR = 0.75$ なので）

→平均 13.1%　→ 387 ÷ 0.131 = 2955 例

$$= \frac{42.042}{\{\ln(HR)\}^2} \sim \frac{42}{\{\ln(HR)\}^2}$$

$$= 508 \text{ events, in total}（\text{Power 90%}）$$

$$→ 508 ÷ 0.131 = 3878 \text{ 例} \sim 4150 \text{ 例}（実際）$$

本試験では 2 回中間解析する計画だったため，私の算出結果よりも 300 例ほど増えたのかと思われる。

論文記載例

The sample was **inflated to account for two interim analyses** of the primary efficacy outcome …

パネル 4 ◆生存時間解析のための簡便な例数設計

になり，この例では 508 イベント必要と算出されます。アスピリン単独群のイベント率が 15%，ハザード比（相対リスクと一つ）0.75 ということは，クロピドグレル併用群のイベント率は 15 × 0.75 = 11.25% を意味します。

割付比が 1:1 であれば，全体でのイベント率は (15 + 11.25) ÷ 2 = 13.1%
なので，例数ベースで言うと，508 ÷ 0.131 = 3878 例になります。

　実際には 4150 例でしたから，食い違っていると心配する人もいるで
しょう。論文には 2 回の中間解析をするため，多重性調整のため例数が増
えたと書かれています（パネル 4）。これが原因とも考えられますが，それ
以外に Attrition（摩擦という意味で，試験から擦れ落ちた脱落）を考慮した
かもしれませんし，簡便法ゆえの誤差が関係しているのかもしれません。

4 ｜ 中間解析（パネル 5）

　本試験では 2 回の中間解析を計画しました。中間解析を行うときには，
同様の解析を反復することになります。そのため，誤って有意としてしま
う α 過誤が上昇してしまいます。何回も検定すれば，本当は差がなくて
も，偶然にして有意差ありになることがあります。そこで，有意水準を調
整しなくてはなりません。

　いろいろな調整法が提案されていますが，ここでは傾斜型の O'Brien-
Fleming 法を用いています（パネル 5）。早期では有意になりにくく，最終
解析ではほぼ未調整の水準を保てるという特徴があります。そのほかにも
Haybittle-Peto 法（3SD 法ともいう）が使われることも多いようです。こ
れは，中間解析では $Z = 3.0$（両側 $P < 0.0027$）で検定し，最終解析は
$Z = 1.96$（両側 $P < 0.05$）とするものです。両側 P 値のことを，英国で
は $2P$ と表し，区別することもあるようです。Z とは標準正規分布に従う
確率変数です。厳密にいうと，Haybittle-Peto 法は全体の有意水準は 5%
を超えてしまっていますが，簡便なためよく使われています。

　O'Brien-Fleming 法は等間隔の中間解析を前提に開発されたものですが，
任意の時期で行う場合は案分しなければなりません。α 値を消費するとい
う考え方で，経過時間に比例して消費することを前提にしています。いわ
ゆる Lan-DeMets の α 消費関数が使われていました。これにより任意の

本試験では，2回の中間解析を計画した。

多重性（最終解析を含め，3回同様の解析をすることにより，有意になりやすいこと）を調整した。

O'Brien-Fleming の傾斜型の有意水準調整を用いた。早期で厳しく中止されにくいが，最終解析ではほぼ未調整の水準を保てる。

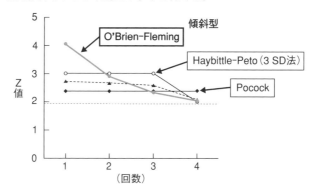

3回の中間解析と最終解析，計4回の解析を繰り返した例である。［折笠秀樹：計量生物学. 2000; 21（特）: 1-25.］

上の図は計4回の解析を等間隔に実施する例だが，任意の時期については，Lan-DeMets α-spending function で補正する。それは，有意水準（α 値）をその期間で消費するよう考案された方法である。

パネル5 ◆中間解析（Interim analysis）

時点で中間解析が可能となるため，試験中止を決定した中間解析は臨時に計画されたものかもしれません。

5 | 中間解析後のアクション（パネル6）

1回目の中間解析後にアクションがとられました。それは例数とパワーの変更でした。そして2回目か臨時かの中間解析後には試験自体の中止と

論文記載例

On the basis of the observed event rate in the aspirin-only group at the **first interim analysis**, the sample was **increased to 5840 patients** to provide the trial with **a power of 80%** with other variables remaining unchanged in the calculation.

　1 回目の中間解析後，例数を 4150 例から 5840 例に増やした。パワー（Power）も 80% へ変更した。その理由はイベント数が少なかったためであろう。90% のパワーを保持するには，さらに例数増加が必要になるため，パワーは 80% へ下げたのだろう。

どの程度イベント発現が低かったかの計算

　想定ハザード比は 0.75（25% リスク低下）のままである。

$$\frac{32}{\{\ln(0.75)\}^2} = 387 \text{ events 必要（in total）（Power 80\%）}$$

5840 例　→イベント率 = 387/5840 = 6.6%　→ $(x + 0.75x)/2 = 6.6$
→ x(アスピリン単独群) = 7.5%

　当初予想では，アスピリン単独群のイベント率は 15% だったので，半分まで低かったと予想される。

論文記載例

The trial was halted after 84% of the anticipated number of patients had been enrolled because the data and safety monitoring board had determined that the combination of clopidogrel and aspirin was associated with both a lower risk of major ischemic events and higher risk of major hemorrhage than aspirin alone at 90 days.［中間解析後（2 回目か臨時かは不明），併用群で虚血イベントは少なかったが（$HR = 0.75$），大出血リスクが高かったため（$HR = 2.32$），独立データ安全性モニタリング委員会（DSMB）は試験の中止勧告を決定した。］

パネル 6 ◆中間解析後のアクション

　いうアクションがとられました。こういった試験の変更・中止を行うためには，中間解析が必須と言うことになります。

　1 回目の中間解析後，4150 例から 5840 例に例数を増やしました。その

理由は予想よりもイベントが少なかったためだろうと思われます。私もよく経験したことです。パワー 90% のままだと，もっと例数を増やさなくてはなりません。パワーとは成功確率のようなものですので，それを高くしたければ一層の努力が必要ということです。これは現実的に不可能だということで，パワーも 80% に下げています。これらの情報から，どれくらいイベントが少なかったのかが計算できます。パワー 80% ですので，387 イベントが必要となります。例数が 5840 ということから，全体のイベント率は 387 ÷ 5840 = 6.6% です。ハザード比が 0.75 なので，アスピリン単独群のイベント率は 7.5% だとわかります（[7.5 + (7.5 × 0.75)] ÷ 2 = 6.6%）。当初は 15% としていたので，予想の半分のイベント率だったことがわかります。

　2 回目か臨時かはわかりませんが，次の中間解析の結果は以下の通りでした。主要評価項目は併用群で 25% 低下でしたが（$HR = 0.75$），大出血は逆に 2.32 倍高かったようです。$HR = 0.75$（$P = 0.02$）というのが，中間解析調整有意水準を下回ったと思われます。O'Brien-Fleming 法でも最終解析に近づくと，本来の有意水準 0.05 に近づきますから，$P = 0.02$ は中止基準を満たしたと思われます。大出血も有意に高いことから，被験者保護の観点からも中止したほうがよいと，DSMB は判断したのだと思います。しかし，この結果は微妙ではあります。虚血イベントは有意に低下させたが，大出血は有意に増加したからです。効果優先なら併用療法になるし，安全重視なら単独療法となるからです。

6 ｜ 副次評価項目に対する多重性の調整（パネル 7）

　主要評価項目は一つだけ設けることが多いので，二つ以上設けたときには多重性の調整が必要とされます。一方，副次評価項目は複数設けてよく，通常，多重性調整は必要とされません。本試験でも，当初多重性調整はしないと計画されていたようです。しかし，事後的にボンフェローニの多重

主要評価項目（Primary efficacy outcome）
　虚血性脳卒中・心筋梗塞・虚血性血管死の複合［いずれかが生じればイベントとする（OR を取る)]

副次評価項目（Secondary efficacy outcome）
　1) 虚血性脳卒中　　2) 心筋梗塞　　3) 虚血性血管死
　4) 虚血性脳卒中・出血性脳卒中の複合
　5) 虚血性脳卒中・心筋梗塞・虚血性血管死・大出血の複合
　副次評価項目は主要評価項目の一部であり，副次評価項目間でも重複しているため，過剰検出の（誤って有意とする）危険性がある。本研究では多重性の調整は行わない方針だったが，参考のため，ボンフェローニ調整を事後的に行ったとしている。

論文記載例
Secondary efficacy outcome analyses were **not adjusted for multiple comparisons** and are considered to be exploratory. **A post hoc Bonferroni calculation was made** for reference purposes to derive an adjusted threshold for P values to **account for multiple comparisons of secondary outcomes**.

	併用群 （$N = 2432$）	単独群 （$N = 2449$）	ハザード比 （95% 信頼区間）	P 値
Ischemic stroke	112（4.6）	155（6.3）	0.72（0.56-0.92）	0.01*

* Post hoc correction for multiple testing of five secondary end points by the Bonferroni method resulted in a P value of 0.01 to indicate a significant difference between groups.

　ここで示されているのは未調整 P 値なので，$P < 0.01$（0.05 ÷ 副次評価項目数）で統計的有意の判定をしなければならない。

パネル 7 ◆ 副次評価項目に対する多重性の調整

　　性調整を実施しています。これは想像ですが，おそらくジャーナル側から注文がついて，著者が対応した結果ではないかと思います。多重性調整ではボンフェローニの調整がもっとも単純な方法です。5 個の項目で検定す

るなら，有意水準は $0.05 \div 5 = 0.01$ で見るとする方法です。P 値はそのままの値が書かれていますので，$P < 0.01$ で 5% 有意の判定をします。

7 | サブグループ解析と交互作用の検定（パネル 8）

　本試験では，あらかじめサブグループ解析を行うことを決めていました。これが望ましいことですが，もし事後に行う場合は，「事後的に（Post-hoc）」と記載しておきましょう。

　サブグループ解析の目的は何でしょうか。効果差が大きいサブグループを探すこと（たとえば高齢者で効果が強い）ではなく，すべてのサブグループにおいて効果は同様であることを通じて，結果はすべてのターゲット集団へ外挿できることを確認することです。したがって，交互作用の検定結果は非有意（同様）であることが求められます。非有意，つまり $P > 0.05$ であれば外挿性が高いと言えるのです。例数が少ないサブグループでは $P > 0.05$ になりやすいため，$P > 0.2$ で交互作用は非有意と判定することも多いようです。今回は多数例なので，$P > 0.05$ で非有意ということでよいと思われます。この例（パネル 8）では，非高齢者でハザード比（HR）$= 0.71$，高齢者で $HR = 0.80$ であり，この違いは非有意（$P = 0.64$）であることがわかります。調べたすべてのサブグループで交互作用が非有意であれば，軽度虚血性脳卒中・ハイリスク TIA 患者にあまねく当てはまる結論だと確認できるのです。

<u>論文記載例</u>

Interactions between treatment assignment and prespecified subgroups were evaluated in the Cox model. A P value for interaction of <u>less than 0.05</u> was considered to indicate statistical significance ···

　事前にサブグループ解析の対象を決めていた（望ましいこと）。

　事後に設定した場合，post-hoc subgroup analyses（事後的サブグループ解析）と呼ぶことが多い。

サブグループ（部分集団）解析の目的

　どの部分集団で効果差が大きいかをみることではない。

　どの部分集団でも同じような効果差が見られ（交互作用検定で非有意），本研究結果の一般化可能性を示すのが目的である。

　交互作用が非有意なら，本研究結果は，軽度虚血性脳卒中/高リスク TIA 患者すべてに当てはまると結論できる。

サブグループ		患者数	併用群	単独群		ハザード比 (95%CI)	交互作用 P 値
年齢	< 65yr	2426	57 (4.7)	81 (6.6)		0.71 (0.50-1.01)	0.64
	≧ 65yr	2455	64 (5.2)	79 (6.4)		0.80 (0.57-1.11)	

　年齢別のサブグループ解析と交互作用 P 値（P value for Interaction）の例である。

　交互作用 P 値とは，65 歳未満と 65 歳以上でハザード比の差に関する検定結果である。

　　P < 0.05 なら交互作用は有意（ハザード比に有意差あり）となり，好ましくない。

　　すべてのサブグループ解析に伴う交互作用検定が非有意になるのが望ましい。

　今回は N 数が大きいため P < 0.05 でよいかもしれないが，P < 0.2 あたりで有意と判定することもある。

パネル 8 ◆ サブグループ解析と交互作用の検定

最初のランダム化比較試験

　ランダム化（無作為化，無作為割付とも呼ぶ）は，Ronald Fisher（1890-1962）が 1926 年に提唱したとされる[1]（パネル 1）。Fisher は推測統計学の父とも言われ，実験計画の 3 原則（反復，局所化，無作為化），要因計画，分散分析（F 検定），交絡と交互作用などを提唱した。P 値を最初に提唱し，有意水準は $P < 0.05$ がよいのではないかとも言っていたようである[2]。このランダム化という操作を取り入れた比較試験がランダム化比較試験，通称 RCT（Randomized Controlled Trials）と呼ばれている比較臨床試験である。

The first use of "randomization" listed in the
Oxford English Dictionary is its use by Ronald Fisher in 1926

THE ARRANGEMENT OF FIELD EXPERIMENTS
R. A. Fisher, Sc.D.,
Rothamsted Experimental Station.

Journal of the Ministry of Agriculture of Great Britain **1926**;33:503-513.

ランダム化（Randomization）の創始
＝1926年、Fisher博士による

パネル 1 ◆ Fisher によるランダム化は 1926 年に発表された

　Fisher のランダム化を取り入れた RCT が初めて実施されたのはいつだろうか。教科書等によると，1948 年に _BMJ_ に掲載された肺結核に対するストレプトマイシンの臨床試験[3]とされる。それ

は Medical Research Council が主宰し，統計学者として Bradford Hill（1897-1991）が関与した。Medical Research Council とはイギリスにおける医学研究の元締めであり，米国の NIH，日本の AMED に相当するような機関である。Hill は，London School of Hygiene & Tropical Medicine（略して HSHM，ロンドン大学公衆衛生学部）医学統計学科（Department of Medical Statistics）の初代教授である。ちなみに，二代目は Peter Armitage 教授，三代目は Stuart Pocock 教授である。Stuart Pocock 教授自身が，私は三代目と言っていたから間違いないだろう。四代目がどなたかは知らない。Chair をしている Elizabeth Allen という女性なのだろうか。教授が複数になり，以前のような言い方はなくなったのかもしれない。ところで，Hill は疫学の分野でも有名である。因果関係証明のための九つの基準を，1965 年に提唱した[4]。

　この臨床試験では，安静（Bed rest）をベースにして，抗生物質ストレプトマイシンを投与するか否かを無作為に割り付けた。乱数に基づいて行ったと書かれているから，確率を用いた無作為割付だということがわかる（パネル 2）。109 人が無作為に 2 群へ割り付けられ，2 名が開始前に死亡したため，107 人が解析対象となったようである。さらに言うと，施設をブロックと捉え，性別を層別化因子として無作為化していた。この肺結核臨床試験の詳しい歴史[5]，Fisher と Hill という 2 代ビッグ統計学者の功績[6]も参照されたい。

BRITISH MEDICAL JOURNAL

LONDON SATURDAY OCTOBER 30 1948

STREPTOMYCIN TREATMENT OF PULMONARY TUBERCULOSIS
A MEDICAL RESEARCH COUNCIL INVESTIGATION

BMJ 1948;4582:769-782.

Determination of whether a patient would be treated by streptomycin and bed-rest (S case) or by bed-rest alone (C case) was made by reference to a statistical series based on random sampling numbers drawn up for each sex at each centre by Professor Bradford Hill; the details of the

パネル 2 ◆通常最初の RCT と呼ばれている臨床試験論文

　しかし，このストレプトマイシンの RCT が最初の RCT ではなさそうなのである。1931 年に同じ肺結核を対象にした RCT が出版されていた[7]。この試験では，金から作られた Sanocrysin を用いていた。この Sanocrysin という物質は肺結核の決め手であると 1925 年には言われていた[8]。1926 年 4 月，James Amberson らはデトロイト近郊の結核療養所で臨床試験を開始した。24 人を 2 群に振り分けたが，コイン投げで I 群（被験薬）か II 群（対照−蒸留水）に振り分けたと書いてあるので，これは確率を伴う RCT だとわかる（パネル 3）。しかも，被験者はどちらの群かはわからないように実施したと書かれているので，これは単盲検試験だともわかる。この RCT の詳しい経緯については，最近書かれた総説を参照されたい[9]。

パネル 3 ◆ 最初の RCT と思われる臨床試験は 1931 年に出版された

　RCT というのは臨床試験ではベストな試験デザインとされるが，それ以外にもデザイン型は知られる。主張したい治療法だけ試すといった単群試験はもっと以前からあったと思われるが，他の治療法と比較する形式の比較臨床試験は 1747 年までなかった。最初の比較臨床試験は，壊血病に対する試験だと言われている（パネル 4）。当時は大航海の時代であった。長い航海で保存がきく食品には柑橘類が不足していた。皮膚など体内の至るところに出血を招き，免疫力が落ちる壊血病がよく発生していた。スコットランドの外科医であった James Lind（1716-1794）は海軍医であり，船出をして 8 週後，乗組員に壊血病が発生した。Lind は酸で予防できると考え，1947 年 5 月 20 日，12 人発生した患者を 6 組に分け（1 組 2 人ずつ），リンゴ酒，硫酸にアルコールを混ぜた液，酢，海水，オレンジとレモン，練り薬をそれぞれ与えた。その結果とし

て，オレンジとレモンを食べた 2 人だけが改善した。6 種類の処方
へランダムに振り分けてはいないが，他の処方と比較しようとした
点がユニークであった。対照（コントロール）を置くのは今では当
たり前だが，当時はなかなか思いつかなかったようである。このあ
たりの経緯は，1753 年に著された Lind 自身による著書に書かれ
ている（パネル 4）。

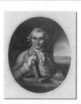
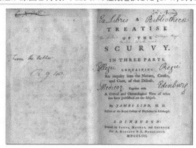

Historical Example of an Experimental Study

壊血病（後日ビタミンC欠乏が原因と判明）→12人に6種類を試した [1747/5月に実施]

James Lind,
1716–1794

De Libris à Bibliothecs
TREATISE
OF THE
SCURVY.
IN THREE PARTS

Lind J (1753). A treatise of the scurvy. In three parts. Containing an inquiry into the nature,
causes and cure, of that disease. Together with a critical and chronological view of what
has been published on the subject. Edinburgh: Printed by Sands, Murray and Cochran for
A Kincaid and A Donaldson.

パネル 4 ◆最初の比較臨床試験は 1747 年に船上で実施された

　なお，こうした結果が出たものの，その後も航海へ柑橘類を持つ
ように，という通達は出なかった。これは，脚気の原因として白米
を指摘した高木兼寛の時と同様である。また，壊血病の原因がビタ
ミン C であることが判明したのは 20 世紀になってからであった。
動物実験で壊血病を防ぐ効果のあることを，1932 年に証明したと
言われている。これもまた，脚気の原因がビタミン B の欠乏によ
ると立証されたのが後世だったのと同じである。なお，1932 年と
いうと，奇しくも RCT 第一号が出た時期と似ている。

酸と壊血病の関係は，以前からうすうす感じられていたようだ。
ポルトガルの探検家 Vasco da Gama が 1497 年には認識していた
という情報もある。17 世紀初めには経験的に柑橘類が有効だとい
う説があり，東インド会社によるインドへの航海ではレモン汁を飲
ませて，壊血病は一人も出なかったという報告もある。こういうと
きにあえて比較臨床試験を行ったのは，大変勇気がいったことだろ
うと思う。

文献

1) Fisher RA. The arrangement of field experiments. *Journal of the Ministry of Agriculture of Great Britain* 1926; 33: 503-13.

2) 折笠秀樹. *P* 値論争の歴史. 薬理と治療 2018; 46 (8): 1273-9.

3) Medical Research Council. Streptomycin treatment of pulmonary tuberculosis. *BMJ* 1948; 4582: 769-82.

4) Hill AB. The environment and disease: association or causation. *Proceedings of the Royal Society of Medicine* 1965; 58 (5): 295-300.

5) Yoshioka A. Use of randomization in the Medical Research Council's clinical trial of streptomycin in pulmonary tuberculosis in the 1940s. *BMJ* 1998; 317 (7167): 1220-3.

6) Armitage P. Fisher, Bradford Hill, and randomization. *Int J Epidemiol* 2003; 32: 925-8.

7) Amberson JB, McMahon BT, Pinner M. A clinical trial of Sanocysin in pulmonary tuberculosis. *Am Rev Tuberc* 1931; 24: 401-35.

8) Anonimous. Sanocrysin: a gold cure for tuberculosis. *Am J Public Health* 1925; 15 (2): 144-5.

9) Gabriel JM. The testing of Sanocrysin; science, profit, and innovation in clinical trial design, 1926-31. *J Hist Med Allied Sci* 2013; 69 (4): 604-32.

No.7

BMJ で学ぶ
「飲酒と心血管疾患の関係」

今回は *BMJ* に掲載された，「アルコール摂取量と冠動脈心疾患（CHD）/
脳卒中の関連性」を見た観察研究を取り上げます。

Research

Alcohol intake in relation to non-fatal and fatal coronary heart disease and stroke: EPIC-CVD case-cohort study

Cristian Ricci, Angela Wood, David Muller, Marc J Gunter, Antonio Agudo, Heiner Boeing, et al.

BMJ 2018; 361: k934
doi: https://doi.org/10.1136/bmj.k934 (Published 29 May 2018)

冠動脈心疾患と脳卒中は，あわせて心血管疾患（Cardiovascular disease,
CVD）と呼ばれます。主要評価項目は心血管疾患です。副次評価項目は致
死性 CHD，非致死性 CHD，致死性脳卒中，非致死性脳卒中の四つです。
脳卒中には虚血性と出血性を含みます。今回学ぶ項目は，1）ケース・コ
ホート研究，2）アルコール摂取量の定量化，3）欠測データの扱い，4）傾
向検定，5）異質性の検定です。

1 | ケース・コホート研究（パネル 1）

ケース・コホート研究とは，前向きコホートデータの一部を利用して，
因果推論するための観察研究デザインです。ここでは，EPIC-CVD という
51 万 9978 人からなる前向きコホート研究を利用しました。本コホート
データには，1 万 8816 例の CVD イベントがありました。これをケースと
呼びます。コントロールを non-CVD 例とすれば，通常のコホート研究に
なります。ケース・コホート研究では，コントロールは全コホートから無

アルコール摂取と冠動脈心疾患（CHD）/脳卒中との関連性を見た観察研究である。

冠動脈心疾患と脳卒中をまとめて，通常，心血管疾患（CVD = Cardiovascular disease）と呼ぶ。

脳卒中には虚血性と出血性を含む。

主要評価項目は，心血管疾患イベントである。

副次評価項目は，致死的/非致死的と冠動脈心疾患/脳卒中の組み合わせの四つである。

EPIC-CVD という 519,978 人を含む，前向きコホート研究を利用した。

32,549 例のケース・コホート研究（Case-cohort study）として解析した。

本コホートデータでは，CVD イベントが 18,816 例に起きていた。[これがケース]

全コホートから，無作為に 17,634 例を抽出した。[サブコホートと呼ばれ，これがコントロール]

ケースと（サブ）コホートを比較するので，Case-cohort study と呼ばれる。

合計 36,450 例になるが，データ欠測の症例を除外して，32,549 例が解析対象となった。

サブコホートに CVD イベント例が含まれた場合，それらも除かれた可能性はある。

アルコール摂取と致死的 CHD との関係は，J カーブ（非飲酒も多飲酒もリスク増）が指摘された。

アルコール摂取と非致死的 CHD との関係は，摂取量とともに直線的にリスクが低下していた（負の関係）。

アルコール摂取と脳卒中との関係は，摂取量とともに直線的にリスクが増加していた（正の関係）。

パネル 1 ◆研究概要

作為抽出します。これをサブコホート（subcohort）と呼び，この例では 1
万 7634 例になります。Non-CVD 例からコントロールを抽出しないこと
に注意しましょう。

　ケースとサブコホート（コホートの縮図）を比較するので，ケース・コ
ホート研究と呼びます。合計すると 3 万 6450 例になりますが，データ欠
測例を除外して，3 万 2549 例が解析対象となったようです。サブコホー
トはケースを含む全コホートから抽出されますので，そこにケースが混
じってしまうことがあります。そのときは，通常，それらは除外するよう
です。

2 ケース・コホート研究とネスティド・ケースコントロール研究（パネル 2）

　ケース・コホート研究もネスティド・ケースコントロール研究も，前向
きコホート研究データを利用したデザインです。ケースは両者ともに同じ
ですが，コントロールの選び方が少し異なります。ケース・コホート研究

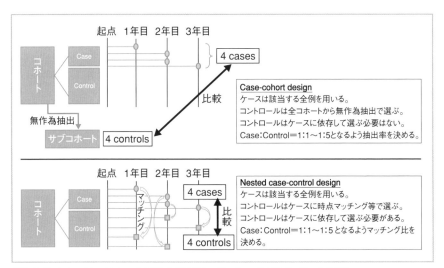

パネル 2 ◆ケース・コホート研究とネスティド・ケースコントロール研究

はすでに述べたとおり，全コホートから無作為に抽出します。ケースとコントロールの比は 1：1〜1：5 あたりにするようです。ケースがたくさんあれば 1：1，少なければ 1：5 くらいまで抽出します。

　一方，ネスティド・ケースコントロール研究では，ケースごとにマッチングでコントロールを抽出します。時点マッチングや追跡期間マッチングを使うことが多いようですが，通常のケースコントロール研究のように，加えて年齢・性別でもマッチングすることがあります。こちらも，ケースとコントロールの比は 1：1〜1：5 あたりにするようです。

3 ケース・コホート研究の特徴（パネル 3）

　コントール群となるサブコホートはコホートから無作為抽出すると書きましたが，交絡変数をできるだけデザインで制御しておきたいため，年齢・性別の層で層別無作為抽出することもあります。本研究ではそうしています。コホートの男女比が 1：3 なら，サブコホートの男女比も 1：3 になるよう抽出することが多いようです。すなわち，抽出率は層ごとに一定とします。一方で，ターゲット集団の男女比に合わせることもできます。たとえば，ターゲット集団の男女比を 1：1 とすると，サブコホートも 1：1 にするには，抽出率を 3：1 にしなければなりません。コホートは 1：3 と男性が少ないので，男性の抽出率を上げないと同数にならないためです。

　統計解析手法としては，抽出率の逆数で重みづけした重み付き Cox 回帰を用います。ケース・コホートではサンプリングを用いていますので，標本調査法のときと同じように，抽出率で補正します。抽出率が低い層では重みを大きくします。イベント発現までの時間データなので Cox 回帰を使います。イベント発現の有無データなら重み付き Logistic 回帰，連続データなら重み付き Multiple 回帰になります。一方，ネスティド・ケースコントロールではマッチングを行っているため，対応を考慮した条件付き Cox 回帰を使います。これらのプログラムは SAS 等の統計パッケージに搭載

サブコホートの抽出

　コホート全体（ケースも含む）から，無作為にコントロール（サブコホート）を抽出した。単純無作為抽出ではなく，交絡変数である年齢・性別で層別無作為抽出を行った。抽出率は層によって変えなくてよいが，変えることも可能である。サブコホートにケースが混じった場合，それらは解析除外するのが一般的である。

論文記載例

EPIC study enrolled 519 978 adults ⋯ The study included 18 816 incident CVD cases ⋯ and a random subcohort of 17 764 EPIC participants was used as a reference group. After exclusion of participants with missing values for ⋯ , 32 549 participants remained in the analysis.

解析

　抽出率の逆数で重みづけした，重み付き Cox 回帰（Weighted Cox regression）を用いた。

　　　[Prentice RL. *Biometrika* 1986; 73:1-11. Barlow WE et al. *J Clin Epidemiol* 1999; 52:1165-72.]

　SAS 等では，専用のプログラムが用意されている。

　　　[Nested case-control であれば，「対応」を仮定した条件付き Cox 回帰を用いる。]

特徴

　コントロールは無作為に抽出されるため，選択バイアスが少ない。通常の Case-control に比べ，既存情報がすべてそろっているので，情報バイアスが少ない。Nested case-control ではケースごとにコントロールを選ぶが，どのケースでも同じコントロールが共用できる。全コホートを使うと多くの検査/測定が必要となるが，コントロール群の一部しか検査/測定する必要がない。検出力（Power）は主にケース数に依存するので，全コホートを使うのに比べて，検出力はさほど落ちない。

パネル 3 ◆ケース・コホート研究の特徴

されていますが，メニュー型のパッケージはまだのものが大半です。

　ケース・コホート研究では無作為にコントロールは選ばれるので，選択バイアスは入りにくくなります。また，通常のケースコントロールに比べ，既存情報はすべて存在するので情報バイアスも少なくなります。さらに，ネスティド・ケースコントロールではケースを変えるごとにコントロールは取り直しになりますが，こちらはコントロールをいろいろなケースに共用できます。四つの項目ごとに取り直す必要がありません。コントロールだけ全データを使わないのはなぜでしょうか。それには二つの理由があります。一つは，新たに何かを測定するとき，全例実施するのは大変なためです。もう一つは，研究の検出力に主に影響するのはケース数であり，コントロール数ではないためです。

4 アルコール摂取量の定量化（パネル4）

　栄養調査は摂取した食物から換算します。24時間食事思い出し法と食物摂取頻度法（FFQ）が知られますが，今回は前者を使っています。前日のお酒については調査員が面接で調査し，そこから1日あたりのアルコール摂取量を定量しています。前日しか調査していないので，たまたまその前日がお酒を飲まない日だったりすると，不正確な情報になることもあります。そのようなときは，1週あたりで聞いたりします。もう少し詳細な調査法としてFFQが知られています。疫学研究では主にこちらが使われるようです。この方法では専門家は不要で郵送も可能ですが，調査内容が多くなります。ただし，標準的な調査用紙が準備されていますのでそれを使えばよいし，アルコール以外のいろいろな栄養価を調査することもできます。

　パネル4にビール，ワイン，日本酒での計算例を示しました。今回の研究結果では，およそ60g/dayからCVD，脳卒中，致死性CHDのリスクが高まっているようですので，自己満足かもしれませんが，日本酒は2合で

調査法

24 時間食事思い出し法と食物摂取頻度法が著名だが，前者を用いた。

24 時間食事思い出し法（24-hour dietary recall）

構造化面接調査（専門調査員が対面で調査）

前日の食事内容について質問する。

20〜60 分で完了するが，聞く側の技量が大切になる。

日によって変動する食事内容については，不正確になりがちである。

食物摂取頻度法（Food frequency questionnaires, 略して FFQ）

期間内にどの程度の頻度で，どんな食品を摂取したかを，質問票で調査する。

習慣的な食物の摂取頻度が得られる。

専門家が必要なく，回答率も一般的に高いとされる。

［https://www.kyoikusw.co.jp/food-frequency-method/］

ベースライン（開始）時のアルコール摂取量

登録前の 1 日または 1 週間での，24 時間食事思い出し法で算出された。

ビール・ロング缶 1 本　→ 500 cc × 7%（0.07）= 35 g/day

ワイン・2 人で 1 本　→ (720/2) cc × 12%（0.12）= 45 g/day

お酒・二合　→ (180x2) × 14%（0.14）= 50 g/day，等

生涯アルコール飲酒量

10 年おきに摂取量調査して，期間を重みにした平均を取った。

20 歳で 50 g/day，40 歳で 60 g/day，50 歳で 100 g/day，そして今 60 歳→
{(50x2) + 60 + 100} ÷ 4 = 65 g/day

パネル 4 ◆アルコール摂取量の定量化

とどめておけば大丈夫ではないかと思います。ここでは生涯アルコール摂取量も測定しています。これはコホート研究ですので，10 年おきにアルコール摂取量調査を行ってきたようです。過不足なく調査されたのなら，各回のアルコール摂取量の平均で定義すればよいですし，そうでなければ期間で重みづけ平均をすればよいでしょう。

欠測データの扱い（パネル5）

　欠測データはないに越したことはないのですが，実際の研究ではどうして
も生じます。そのとき，単純に解析除外してよいかどうかを考えるうえ

MCAR（Missing completely at random）―完全ランダム欠測

　Not depend on the observed and unobserved data.

　欠測となったのは偶然であり，その原因と思われる観察データ（交絡変数，前
値）が見当たらない。

　例数は減るが，完全除外しても特に問題はない。

　例：計測器が故障のため，今回欠測となった。

MAR（Missing at random）―ランダム欠測

　Not depend on the unobserved data, but may depend on the observed data.

　欠測には原因があり，それを確かめた観察データ（交絡変数，前値）が存在する。

　完全除外はしないが，観察データで補完できるような多変量モデルを用いる。

　例1：若い人での血圧データで，より多くの欠測例が<u>あった</u>。［若い人は心配な
いので検査しなかった］

　例2：<u>前回</u>改善していた患者で，今回欠測となりがちであった。

NMAR（Not missing at random）―非ランダム欠測

　Depends on both the unobserved and observed data.

　欠測には原因があるのだろうが，それを確かめた観察データは存在しない。

　完全除外はご法度であるし，補完することも現データだけでは難しい。

　例1：高血圧患者ほど頭痛の為に<u>今回</u>来院せず，血圧値が欠測となった。［頭痛
のデータはない］

　例2：患者のQOLが<u>今回</u>悪化したため，今回欠測となった。［今回のQOLは
ない］

論文記載例

After exclusion of participants with missing values for smoking variable ($n = 505$),
baseline alcohol consumption (51), body mass index (273), physical activity (333),
and history of hypertension (1112), 32 549 participants remained in the analysis.

パネル5 ◆欠測の状況調査

で，欠測の状況調査をしましょう。まったくの偶然ゆえという場合は，単純に除外してもよいと思います。何か理由がわかっていて，それを示すデータもあるときは（MAR と言います），単純除外するのでなく，含めたうえで欠測を補完する多変量解析を用います。理由は予想されるものの，それを裏付けるデータのないときは困ります。背景データで補完することもできないので，そういった人たちに欠測となった理由を新たに尋ねるしかありません。

　いずれにせよ，欠測データを伴う例と伴わない例の間で，いろんな背景データを比較し，何も違いがなければ完全除外してもよいでしょう。何か違いが見つかり，それが結果変数に影響するようなら，除外はせず，多変量解析で欠測を補完すべきでしょう。結果変数に影響していないし，影響するはずもないようなら，完全除外してよいかもしれません。

　何も違いが見つからなくても，結果依存で欠測となった疑いがあれば慎重になるべきでしょう。結果変数の QOL が悪くなったから出かけられず，欠測になったような場合がそうです。それを除外してしまうと，QOL 良好のほうへ偏った結果になります。しかしながら，結果依存しているかどうかは，あらためてその本人に尋ねないとわかりません。一つの方策を示します。除外した場合と除外しなかった場合で解析を二度行い，ほぼ同様の結果であることを確かめるのです。感度分析と呼ぶこともあります。

6 　傾向検定（パネル6）

　「アルコール摂取量が増えれば増えるほど CHD が増える」といった傾向（Trend）について，どのように検定すればよいでしょうか。原因であるアルコール摂取量は，少なくとも順序データでないと困ります。結果変数のほうは何でも構いませんが，二値データであることが多いです。いわゆるイベントの有無のことです。本研究例のように，イベント発現までの時間データのこともあります。

「アルコール摂取量が増えれば増えるほど CHD が増える」という傾向を検定すること

　原因変数が順序（または連続）であり，結果変数は二値であることが多い。

解析法

1) Cochran-Armitage trend test（Cochran, 1954; Armitage, 1955）
　結果変数は二値（割合）であり，原因変数は順序データの場合
　順序データが用量などの場合は実値，そうでなければ整数値または順位を入力

	Low	Medium	High	［順序データ］
整数値	1, 1,	2, 2, 2,	3, 3	($n = 7$)
順位	1.5, 1.5	4, 4, 4,	6.5, 6.5	

2) Use of regression models
　$y = a + b \times$ (アルコール摂取量) $+ e$ ［線形単回帰の場合］
　回帰係数 b の統計学的有意性により，傾向性を判定する。
　目的変数（y）が二値なら Logistic 回帰，発現時間なら Cox 回帰，順序なら Ordinal 回帰，頻度なら Poisson 回帰を使う。
　アルコール摂取量の入力方法
　a) アルコール摂取量そのもの（連続量）を入力
　b) アルコール摂取量を 5 分割（quintile）または 4 分割（quartile）し，1,2,3,4,5（または 1,2,3,4）で入力［分割は等人数ずつで分ける］
　c) 分割内の中央値で代表させ，その値を入力

論文記載例

We performed trend tests by modelling alcohol consumption as a continuous variable on the log hazard scale, with inclusion of an indicator variable to define non-drinkers.
　［2)-a) を使ったことがわかる。非飲酒は「0」と入力せず，指示変数（1 ←非飲酒，0 ←飲酒）をモデルへ追加した。］

パネル 6 ◦ 傾向検定（Trend test, Tests for trend）

　　傾向検定には 2 通りあります。一つは既成の手法である，Cochran-Armitage trend test を利用するものです。結果変数は二値，つまり割合になります。原因変数は順序データになります。それが用量などであれば実

値を使います。そうでなければ，順序データに整数を割り当てるか，順位を割り当てたりします（パネル 6）。

　もう一つの手法は回帰モデルを利用するものです。そして，アルコール摂取量の回帰係数の有意性を検定します。アルコール摂取量の入れ方ですが，連続量そのものを入れるほかに，5 分割（または 4 分割）して整数値を割り当てる方法があります。整数値のかわりに，分割内の中央値を割り当てることもあります。

　本論文では回帰モデルを利用しています。非飲酒を 0（数値）とする方法も考えられますが，本研究では特殊な群と考え，指示変数でそれを定義しています。非飲酒者では 1，飲酒者では 0 です。これにより，非飲酒の飲酒に対するハザード比が算出されます。傾向検定はアルコール摂取量の項で実施されます。ハザード比はアルコール摂取量 1 g/day あたりで算出されますが，本研究では 12 g/day あたりで示しています。それは，ハザード比を 12 乗すれば計算できます。1 g/day あたりではハザード比が小さすぎるからだと思います。年齢などでも，5 歳単位や 10 歳単位，あるいは 1 標準偏差あたりでハザード比を示すことがあります。

7 　J カーブのときの傾向検定（パネル 7）

　食物の摂取量は少なすぎてもダメ，多すぎてもダメ，つまり中庸が大切ということがよくあります。血圧や脂質でも，高すぎても低すぎてもよくないことが多いようです。そういった現象のことを，J カーブや U カーブと呼びます。これを証明するのはどうすればよいでしょうか。三つ紹介します。

　まず，区分回帰という手法では，指示変数を巧みに用います。パネル 7 のモデルにおいて，b_1 により「少なすぎてもダメ」が証明できます。「多すぎたらだめ」は b_2 により証明できます。次は，二次回帰を用いる方法です。致死性 CHD でこの手法が使われました。一次の項と二次の項のど

[1] 区分回帰（Piecewise regression）を用いる。

$$Y = a_1 + b_1 \times 摂取量,\ \text{if 摂取量} < \theta$$

$$Y = a_2 + b_2 \times 摂取量,\ \text{if 摂取量} \geq \theta$$

$$\rightarrow Y = [a_1 + b_1(摂取量)] \times ID_1 + [a_2 + b_2(摂取量)] \times ID_2$$

$$ID_1 = 1\ (摂取量 < \theta) \qquad ID_2 = 1\ (摂取量 \geq \theta)$$
$$\quad\ = 0\ (摂取量 \geq \theta) \qquad\quad\ = 0\ (摂取量 < \theta)$$

ID_1, ID_2 は指示変数（Indicator variable）やダミー変数（Dummy variable）と呼ぶ。

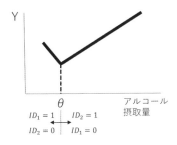

[2] 二次回帰（Quadratic regression）を用いる。

$$Y = a + b(摂取量) + c(摂取量)^2$$

本論文では，致死的 CHD についてこのモデルを用いていた。

[3] スプライン曲線（Spline curve）を用いる。
　区間ごとに高次多項式で当てはめる。

パネル 7 ◆ J カーブのときの傾向検定

　　ちらにも，傾向検定が適用されます．同時検定も可能です．最後は区間ごとに多項式を当てはめる，いわゆるスプライン曲線です．これは傾向検定というよりは，どのような傾向かを図示することが目的です．

8 傾向検定の結果（パネル8）

　原因変数をアルコール摂取量の初期値，結果変数を非致死的な CHD での結果を見てみましょう。最初に，非飲酒群は除外し，飲酒群として5群のデータを利用しました。摂取量 0.1-4.9 g/day を対照（reference）として，他の4群は対照に比べて有意にリスクが下がっているかを検定しています。5名義水準からなるカテゴリー変数を一つ設ければよいのです。これ以外に，年齢・性別などの交絡変数でも調整をかけています。アルコール摂取量の4群が対照と異なるかどうかだけを検定しており，傾向性は見ていません。

　次に，アルコール摂取量はそのままの数値をモデルに入れています。非飲酒を摂取量0とすれば，摂取量の項だけですみますが，本研究では非飲酒を特別扱いしています。そのために指示変数（非飲酒＝1，飲酒＝0）を設け，さらにアルコール摂取量の項を設けています。指示変数項では，非飲酒の飲酒に対するハザード比が得られます。アルコール摂取量の項では，摂取量 1 g/day あたりのハザード比が得られます。ここでは，摂取量 12 g/day 増加するごとのハザード比は 0.94，つまり 6% リスク低下を示しています。Cox 回帰モデルでは，回帰係数の指数を取ると，摂取量 1 g/day あたりのハザード比が得られます。12 g/day 増加するごとに ハザード比 $= e^{回帰係数 \times 12} = (e^{回帰係数})^{12}$ なので，12 乗すれば得られます。アルコール摂取量に対する傾向検定は，その回帰係数 $= 0$ の検定結果になります。

9 異質性の検定（パネル9）

　ハザード比に関して，国ごとに異なっていないかを検定しています。異なっていれば有意となるような検定こそが，異質性の検定です。モデルを変えれば，ハザード比以外の指標についても可能です。検定法としては，

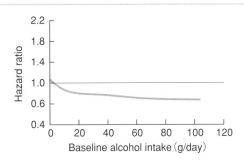

アルコール摂取量［非致死的な冠動脈心疾患］

初期値	イベント数	ハザード比（95% 信頼区間）
非飲酒	1592	1.15 （1.03 to 1.28）
0.1-4.9 g/day	2797	1 （reference）
5.0-14.9 g/day	2207	0.82 （0.75 to 0.90）
15.0-29.9 g/day	1324	0.78 （0.70 to 0.87）
30.0-59.9 g/day	1027	0.73 （0.65 to 0.83）
$\geq$ 60 g/day	360	0.68 （0.57 to 0.81）

P value[*1]		< 0.001[*1]
12 g/day 増加[*2]	Linear	0.94[*2] （0.92 to 0.96）
P value for trend[*3]		< 0.001[*3]

[*1] 非飲酒群を含まない Cox 回帰モデル（摂取量別 5 群を名義変数として含めたので，自由度 = 5 − 1 = 4）であり，摂取量 0.1-4.9 g/day に比して，5.0 g/day 以上の 4 群はリスク減を表す P 値（傾向性は見ていない！）が示された。四つの指示変数をモデルに含めると，摂取量群ごとに P 値が与えられる。

[*2] アルコール摂取量を連続変数として含め，一次項（Linear）として入れた Cox 回帰モデル 1 g/day ごとのハザード比がまず得られるが，それを 12 乗すればこれが得られる。一次項のハザード比が 1 未満なので，摂取量とともにリスク（log hazard）が直線的に低下することを示す。

[*3] このモデルは，指示変数（非飲酒 = 1，飲酒 = 0）の項と，アルコール摂取量の項を含め，アルコール摂取量のほうで傾向検定した。傾向の P 値は，（連続量としての）アルコール摂取量が増えるとともに，CHD リスクが低下する傾向の有意性を示す。

パネル 8 ◆傾向検定の結果

対象となる指標

リスク差（risk difference; *RD*），リスク比（risk ratio or relative risk; *RR*），オッズ比（odd ratio or relative odds; *OR*），発生率比（incidence rate ratio; *IRR*），ハザード比（hazard ratio; *HR*）など

本研究では，アルコール摂取量（12 g/day）あたりの CHD/Stroke 等に対するハザード比を用いた。

異質性の評価

Cochran's Q test [Cochran WG. *Biometrics* 1954; 10:101-29.]

$$\bar{\theta} = \frac{\sum_{i=1}^{k} w_i \theta_i}{\sum_{i=1}^{k} w_i} \quad (\theta_i : 効果サイズ, \ w_i : 重み, \ k : 国の数)$$

→効果サイズの重み付き（全体）平均

[リスク差→ $\theta = RD$，リスク比→ $\theta = \log(RR)$，オッズ比→ $\theta = \log(OR)$，発生率比→ $\theta = \log(IRR)$，ハザード比→ $\theta = \log(HR)$]

$$Q = \sum_{i=1}^{k} w_i (\theta_i - \bar{\theta})^2 \sim \chi_{k-1}^2 \ \text{under} \ H_0 \ (k : 国の数)$$

→全体平均からの差の重み付き平方和

$$E[\chi_{k-1}^2] = k - 1, \ V[\chi_{k-1}^2] = 2(k - 1)$$

Higgins' I-square [Higgins JPT and Thompson SG. *Statist Med* 2002; 21:1539-58.]

$$I^2 = \frac{Q - k}{Q} \times 100\% \quad I = \text{Inconsistency （非一貫性）}$$

[$k = 11$, $P = 0.5 \ \rightarrow Q = (k - 1) = 10 \ \rightarrow I^2 = \frac{10 - 11}{10} \times 100 = -10\%$

$k = 11$, $P = 0.05 \ \rightarrow Q = (k - 1) + 1.96\sqrt{2(k - 1)} = 10 + 1.96\sqrt{20} \ \rightarrow$

$I^2 = \frac{10 + 1.96\sqrt{20} - 11}{10 + 1.96\sqrt{20}} \times 100 = 41\%$]

論文記載例

Heterogeneity by country was assessed with the Cochran Q test, and estimated by the I_2 index.

パネル 9 ◆異質性（Heterogeneity）に関する検定

Cochran の Q 検定が知られます。（全体）平均からのずれに関する，重み付き平方和に基づくカイ二乗 (χ^2) 検定です。自由度は，国の数 $(k) - 1$ です。効果サイズとして，比の指標の場合には対数を取ります。比は対数を取ると差に変わるためです。統計学も割り算は苦手なのです。$P < 0.05$ で異質と結論するのではなく，$P < 0.10$ あるいは $P < 0.20$ で判断するほうがよいと言われます。検出力が低いからです。サブグループ解析での交互作用検定のときと同じです。

　異質性評価の 2 番目は，Q 統計量から導出される Higgins' I^2 index です。一致していれば $I^2 \leqq 0$ になりますが，大きくなるほど不一致を意味します。Q 統計量は帰無仮説の下で，自由度 $(k - 1)$ のカイ二乗分布に従うことから，平均は $(k - 1)$，分散は $2(k - 1)$ です。異質性が非有意 $(P = 0.5)$ のとき，平均になるため，$Q = k - 1$ です。パネル 9 で計算したように，$I^2 = -10\%$ になります。異質性が有意 $(P = 0.05)$ のときは，$Q = (k - 1) + 1.96 \times \sqrt{2(k - 1)}$ のことから，$I^2 = 41\%$ になります。このことから，$I^2 \leqq 0\%$ であれば一致とみなしてよいでしょう。また，$I^2 \geqq 40\%$ では異質とみなせることでしょう。

No.8

JAMA で学ぶ
「抗血小板薬を服用していない
通院患者の大出血リスク」

今回取り上げる臨床研究は，*JAMA* に報告されたものです。

Original Investigation
June 26, 2018

Annual Risk of Major Bleeding Among Persons Without Cardiovascular Disease Not Receiving Antiplatelet Therapy

Vanessa Selak, PhD; Andrew Kerr, MD; Katrina Poppe, PhD; Billy Wu, MPH; Matire Harwood, PhD; Corina Grey, MPH; Rod Jackson, PhD; Sue Wells, PhD

JAMA 2018; 319(24): 2507-2520.
doi:10.1001/jama.2018.8194

心血管疾患を有さず抗血小板療法も受けていない，約 36 万人からなる前向きコホート研究です（パネル 1）。30〜79 歳のニュージーランド人が対象になっています。曝露（Exposure）は，性別と 10 歳刻みの年齢層です。暴露という漢字を当てることもありますが，パソコン等で「曝」が出ない場合を除き曝露をお使いください。暴露は Leak や Reveal など「漏らす」というニュアンスがあり，Expose は「さらす」ということで，少し意味合いが異なります。

結果変数は大出血イベント（これは入院で定義），およびそれに伴う死亡です。その要素として，消化管出血・頭蓋内出血・その他の出血イベントも見ています。大出血イベントは 3976 例に起こり，それに伴う致死率は年 7% でした。消化管出血は年 0.2% に起こり，それに伴う致死率は年 3.4% でした。男女ともに，高齢になるほど大出血リスクは高かったようです。また，男女の間で大出血リスクに大きな差はありませんでした。消化管出血に伴う致死率は高齢ほど高くなっていましたが，頭蓋内出血に伴う致死

対　　象　心血管疾患を有さず抗血小板療法も受けていない人で，30〜79 歳の約
　　　　　36 万人
曝　　露　性別と年齢層（10 歳ごと）
結果変数　大出血イベント発現（入院）率および致死率，消化管出血/頭蓋内出血/
　　　　　その他の出血の発現率および致死率
デザイン　前向きコホート
結　　論　大出血イベント 3976 例に伴う致死率は，年 7%（56% は頭蓋内出血が
　　　　　原因）であった。
　　　　　非致死的消化管出血リスクは年 0.2% であり，それに伴う致死率は年
　　　　　3.4% であった。
　　　　　男女ともに，高齢ほど大出血リスクは高かった。
　　　　　男女の間で大出血リスクには大差はなかった。
　　　　　消化管出血に伴う致死率は高齢ほど高かったが，頭蓋内出血に伴う致死
　　　　　率に年齢差はなかった。[頭蓋内出血はそれ自体致死的なので，あま
　　　　　り年齢の影響がなかったと思われる。]

パネル 1 ●本研究の要約

率に年齢差は見られませんでした。頭蓋内出血はそれ自体致死的なので，
あまり年齢の影響がなかったためと考えられます。

　今回学ぶ事柄は，追跡期間の記載法，リスクを表す専門用語，記述統計
に関する記載法，分布の歪度，発現率の 95% 信頼区間，発現率の差に関す
る χ^2 検定とフィッシャーの正確検定，1 年発現率の算出法，両側検定と片
側検定，統計学的有意の表現法になります。

1 追跡期間の記載法（パネル 2）

　コホート研究では追跡期間に関する記述が必須です。チェックリストで
ある STROBE 声明や RECORD 声明に記述があります。追跡総人年で表
す方式と，追跡期間の代表値（平均値や中央値）で表す方式があります。

論文記載例

［抄録］…during 1 281 896 person-years of follow-up.

［本文結果］…median follow-up was 2.8 years (interquartile range, 1.8-4.8 years …)

［表］Follow-up duration

  Total person-years 1 281 896

  Median (IQR), y 2.78 （1.8-4.8）

○ 抄録では追跡総人年で表し，本文結果では追跡期間中央値と四分位範囲で表した。表には両者を示した。

○「四分位範囲（interquartile range, IQR）」とは，25% 点から 75% 点までの範囲のこと。

○「, y」とは，年（year）単位であることを示す。

観察研究のためのチェックリスト

STROBE 声明 ［https://strobe-statement.org/index.php?id=strobe-home］

  横断研究・症例対照研究・コホート研究のためのチェックリスト

RECORD 声明 ［http://www.record-statement.org/］

  自動的に収集される医療情報（カルテなど）を使った，データベース研究のためのチェックリスト

○ 両声明に，コホート研究では追跡期間（代表値または総量）を記載することが明記されている。

○ 代表値とは，平均値や中央値を言う。

○ 14c) summarisefollow-up time (eg, average and total amount)

その他のチェックリスト

  RCT のためのチェックリスト → CONSORT 声明

  メタ解析のためのチェックリスト → PRISMA 声明

  チェックリストを網羅した「EQUATOR」サイト (https://www.equator-network.org/)

パネル 2 ◆追跡期間の記載法

2 リスクを表す専門用語（パネル3）

　リスクというと，一般的な使い方と専門用語があります。専門用語のリスクは，何人中何人に大出血が生じた，という割合で定義されます。人によって観察期間が異なると，期間が短い人では大出血は起こりにくくなります。観察期間を考慮したリスクの指標が，率（Rate）という専門用語になります。発現率（Incidence rate）と呼ぶこともあります。リスクの単位は「%」ですが，率の単位はたとえば年率（「% per year」）になります。大出血は起こるにしても，それが早く起こるか遅く起こるかを区別したいときには，ハザード（Hazard）という専門用語を使います。オッズ（Odds）はリスクに似ています。リスクは全体のなかで大出血例の割合であり，オッズは大出血を発現した割合と発現しなかった割合の比のことです。どちらが優越かを示しているので，優比と呼ぶこともあります。賛成：反対の比

論文記載例

[Abstract] The **risk** of a nonfatal GI bleeding event per 1000 person-years was 2.19
...

- ○ ここでの「risk」（リスク）は，一般用語として使われている。
- ○ 下記は専門用語だが，すべて，リスク（risk）と総称される（#：Number of）。
　　　RISK＝#Events/#Persons（割合のこと；人が単位）
　　　RATE＝#Events/#Person-years（人によって観察期間が異なるとき；人年が単位）
　　　HAZARD＝瞬間の危険度（速度を比較したいとき；早く起こるか遅く起こるか）
　　　ODDS＝#Events/#Non-Events（発現と非発現の比；どちらが優越か）

[Table 3] **Rates** Per 1000 Person-Years of Nonfatal First Bleeding Event ...

- ○ ここでは，専門用語の「RATE」が使われていた。
- ○ 1,000人年を単位としたのは，100人年（% per year）では数値が小さすぎたためと思われる。

パネル3 ◆リスクを表す専門用語

もオッズになります。単位が「% per year」でなく千人年あたりなのは，数値が小さすぎるためでしょう。発現率が小さいときには，1000 や 100,000 を単位とすることがあります。

3 記述統計に関する記載法（パネル 4）

　患者背景を示すときの記述統計に関する決まり文句は，覚えておくと便利でしょう。分布が対称ではない場合には中央値・四分位範囲などと，但し書きをすることもあります。平均値のほうが中央値よりも大きいとき，その分布は Positively skewed（正方向に歪む）と言います。BMI（体格指数）はそうなっているので，体格の大きい人がずっと右側に引きずっていることがわかります。医学データでは，正方向に歪む分布が多くみられます。QOL データは，負方向に歪むことが多々あります。歪みの程度は，「歪度（わいど）」という統計量で表します。歪みは，「ひずみ」あるいは「ゆがみ」と読みます。なお，対象であるニュージーランド人の BMI の中央値がおよそ 28 ということは，身長 160 cm の人なら 71.7 kg，身長 170 cm の人なら 80.9 kg に相当するので，日本人に比べかなり体格がよいことがわかります。

4 分布の歪度（パネル 5）

　標準偏差（SD）が大きい値を示すときには注意しましょう。とりわけ，標準偏差のほうが平均値より大きいときには，その分布はかなり歪んでいます。歪度（γ）の絶対値が 0.5 より大きいと，歪みがあると思われます。この例では $\gamma = 0.87$ です。ちなみに，平均値と標準偏差が等しい分布として，指数分布が知られています。このようにひどく歪んでいる場合は，そのままデータを使うのではなく，対数変換などを行ってから使うことも考慮しましょう。

<u>論文記載例</u>

Statistical Analyses

Continuous variables were summarized as means with standard deviations and medians with interquartile ranges and categorical data as frequencies with percentages.
［連続変数は平均・標準偏差または中央値・四分位範囲で要約し，カテゴリー変数は頻度とパーセントで要約した。］

　　○　患者背景の記述統計として定型的に使われることが多いので，覚えておくと便利だろう。

<u>表（Table）中の記載例</u>

　　Body mass index

　　　Mean（SD）　　29.1（6.6）

　　　Median（IQR）　27.9（24.7-32.1）

　　中央値（Median）が平均値（Mean）より小さければ，**Positively skewed** だとわかる。

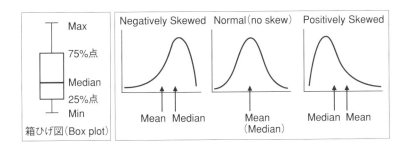

　　なお，対象であるニュージーランド人の体格指数［BMI $= \dfrac{\text{体重 (kg)}}{\text{身長 (m)}^2}$］の中央値がおよそ 28 ということは，身長 160 cm の人なら 71.7 kg，170 cm の人なら 80.9 kg に相当するので，日本人とはかなり体格が異なる。

パネル 4 ◆記述統計に関する記載法

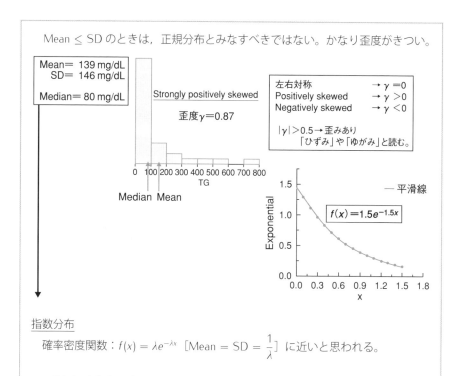

Mean ≤ SD のときは，正規分布とみなすべきではない。かなり歪度がきつい。

Mean＝ 139 mg/dL
SD＝ 146 mg/dL

Median＝ 80 mg/dL

Strongly positively skewed

歪度γ＝0.87

左右対称	→ $\gamma = 0$
Positively skewed	→ $\gamma > 0$
Negatively skewed	→ $\gamma < 0$

$|\gamma| > 0.5$→歪みあり
「ひずみ」や「ゆがみ」と読む。

0 100 200 300 400 500 600 700 800
TG

Median Mean

―― 平滑線

$f(x) = 1.5e^{-1.5x}$

Exponential

指数分布

確率密度関数：$f(x) = \lambda e^{-\lambda x}$ $\left[\text{Mean} = \text{SD} = \dfrac{1}{\lambda}\right]$ に近いと思われる。

SD がかなり大きい時には要注意である。

きつい Positively skewed data を正規分布に近似するには，対数変換が好ましい。もう少し弱ければ平方根変換でもよい。

パネル5 ◆分布の歪度

5 発現率の95%信頼区間（パネル6）

　　発現率は分母を「人年」とした率であり，致死率は分母を「人」とした割合になります。イベント発現がまれであるときには，その発現頻度はポアッソン分布に従うことが知られています。したがって，発現率の95%信頼区間はポアッソン分布そのものを利用する正確法と，正規近似した近似法が知られています。近似法はさらに2通りあります。第一の Wald interval は，ワルド検定統計量に基づく区間です。検定統計量の分母にあ

発現率（Incidence Rate）に関する信頼区間

　大出血などの稀に起こるイベント（事象）の回数は，ポアッソン分布に従うことが知られている。

　　1) Exact method（ポアッソン分布そのものを利用する）

　　2) Approximate method（正規近似を利用する）

　　　Wald interval（推定値 ±1.96 × 標準誤差 で構成する）

　　　Incidence rate: $r = \dfrac{a}{PT}$，95%CI: $r \pm 1.96\sqrt{\dfrac{r}{PT}} = r \pm 1.96\sqrt{\dfrac{a}{PT^2}}$

　　　[a ＝ イベント数，PT ＝ 追跡総人年]

　　　Test-based interval（スコア検定統計量の逆数のため，**Inverted score test based** とも呼ぶ）

　　　$x_1^2 = \dfrac{(r - r_0)^2}{Var_0(r)} \rightarrow Var_0(r) = \dfrac{r^2}{x_1^2}$（← $r_0 = 0$）　→ 95%CI: $r \pm 1.96\sqrt{\dfrac{r^2}{x_1^2}} = r\left(1 \pm \dfrac{1.96}{x_1}\right)$

　　　[スコア検定は帰無仮説（H_0）での分散—$Var_0(r)$ を使うが，ワルド検定では通常の $Var(r)$ を使う。]

割合（Proportion）に関する信頼区間

　　1) Exact method（二項分布そのものを利用する）

　　2) Approximate methods（正規近似を利用する）

　　　Wald interval　$p = \dfrac{x}{n}$，95%CI: $p \pm 1.96\sqrt{\dfrac{p(1 - p)}{n}}$

　　　Test-based interval　$x_1^2 = \dfrac{(p - p_0)^2}{Var_0(p)} \rightarrow Var_0(p) = \dfrac{p^2}{x_1^2}$（← $p_0 = 0$）

　　　→ 95%CI: $p \pm 1.96\sqrt{\dfrac{p^2}{x_1^2}} = p\left(1 \pm \dfrac{1.96}{x_1}\right)$

論文記載例

Ninety-five percent confidence intervals for rates (using person-time as the denominator) were calculated using **the Wald interval** and for proportions were calculated using **the inverted score test**.

　○ 文頭で数字は使えないので，文章表記された。

　○ Rates は出血率（Bleeding rate）に用い，Proportions は致死率（Case fatality）に用いられた。

パネル 6 ◆ 発現率の 95% 信頼区間

る分散を使います。もう一つは Test-based interval です。こちらは，スコア検定統計量に基づく区間です。ワルドとの違いは何かというと，検定統計量の分母にある分散が，帰無仮説で評価した値に変わったことです。信頼区間の式を見ると，統計量（χ_1）が分母に入っているので，「the inverted score test-based」と書かれたようです。割合に関しては，イベント発現は二項分布と仮定して 95% 信頼区間を構成します。こちらも正確法と近似法があります。

6 χ^2 検定とフィッシャーの正確検定（パネル 7）

　1 年目から 5 年目の 5 年間で出血割合が異なるかどうかを検定するには，5 × 2 分割表に基づく独立性の検定を使います。独立な 5 群になりますので，自由度 4 の χ^2 分布で検定を実施します。しかしながら，セルの数値が小さすぎると χ^2 分布への近似がよくないことがわかっています。Fisher は，超幾何分布から直接確率を求める手法を 1922 年に提案しました。Fisher's exact test（フィッシャーの正確検定，あるいは直接確率法）と呼ばれています。セルの数値の期待値に 5 未満がある場合を目安としますが，本論文ではセルの数値の観察値に 5 未満がある場合としています。観察値のほうがすぐに見て取れるので，こちらで判断してもよいと思います。なお，年度を経るとともに出血割合が減るといった傾向性を検証したい場合には，独立な 5 群ではなく，直線性を一つの自由度で測ります。そのため，自由度 1 の χ^2 検定を用います。

7 1 年発現率の算出法（パネル 8）

　大出血の 1 年発現率は人年法で求めましたが，Kaplan-Meier プロットから求めることも可能です。後者のほうは 1 年時だけでなく，あらゆる時点での発現率を読むことができます。群間比較にはログランク検定

··· the proportions of at-risk individuals experiencing a bleeding event were compared between years 1 and 5 using the χ^2test (or the Fisher test if there were fewer than 5 events in a stratum), ···

	出血事象あり	出血事象なし
1年目	O_{11}	O_{12}
2年目	O_{21}	O_{22}
3年目	O_{31}	O_{32}
4年目	O_{41}	O_{42}
5年目	O_{51}	O_{52}

1年目〜5年目の間で出血割合の違いを検定するには，漸近的に$\chi^2_{5-1} = \chi^2_4$（自由度4のχ^2分布）に従うことを利用する。

自由度とは，周辺度数を固定したとき，10個の度数の何個が自由かを表す。この例では，自由度4になる。たとえば，左図の○を付した四つのセルになる。

この近似は分割表の中の度数が小さい時には優れないことが知られており，その時にはRonald Fisher博士が提唱したExact test（正確検定とか直接確率法と呼ぶ）を用いる。

Fisher's exact testを使う目安は，度数の期待値<5とされるが，ここでは観察値<5と書かれている。

年度が上がるにつれて出血割合が減るといった「傾向性」を検定するには，傾向検定を使うべきである。

たとえば，Cochran-Armitage's trend testが一例である。検定統計量はχ^2になるが，自由度は4ではなく1になる。

パネル7 ◆ χ^2検定とフィッシャーの正確検定

（Log-rank test）を用います。発現率の比較検定は時点ごとになりますが，ログランク検定では時点全体での比較検定をしています。

この二つの1年発現率には，どのような違いがあるのでしょうか。Kaplan-Meierでは，観察中止の時点で打ち切りという扱いをします。打ち切り例と非打ち切り例では，その後のイベント発現パターンは同じという仮定を設けています。しかしながら，打ち切り例のほうがその後イベ

大出血イベントの１年発現率

① Incidence rate（% per year）を求める
→２群比較は IRD（Incidence rate difference，発現率差），χ^2_1 検定
IRR（Incidence rate ratio，発現率比），χ^2_1 検定も可
② Kaplan-Meierplot から１年発現率を読み取る
→２群比較は発現率差，χ^2_1 検定
発現率曲線の全体，Log-rank test（χ^2_1 検定）も可

論文記載例
… using the log-rank test with statistical significance set at $P < .05$ (2-sided).
Log-rank test（ログランク検定）の検定統計量は，漸近的（例数が無限大になると）に χ^2_{k-1} 分布に従う。ここで，k は比較する群の数である。

パネル 8 ◆ １年発現率の算出法

ントを起こしにくいようなら，Kaplan-Meier のほうが高く算出されます。年を経るにつれて発現率が低くなるようなら，Kaplan-Meier のほうが発現率は高くなるでしょう。さらに，発現率自体に主眼があれば人年法がよいでしょうが，発現の速さ（ハザード）に主眼があれば Kaplan-Meier のほうがよいでしょう。この例では Kaplan-Meier プロットも載せていますが，１年発現率は人年法で求めています。

8 両側検定と片側検定（パネル 9）

標準正規分布に基づく z 検定では，$A > B$ または $A < B$ を対立仮説に設けることにより，片側検定も可能です。一方，χ_1 検定では z を二乗するため，棄却域は右端に集約されます。したがって，χ_1 検定は基本的には両側検定のみとなります。非劣性仮説などの例外は除くと，通常は両側検定がデフォルトになります。

両側検定（2-sided test）

　　両側「りょうがわ」と呼ぶ。医学用語の「りょうそく」とは呼ばない。また，片側「かたがわ」と呼ぶ。「2-tailed test」と書くこともあるが，両裾検定とは呼ばない。

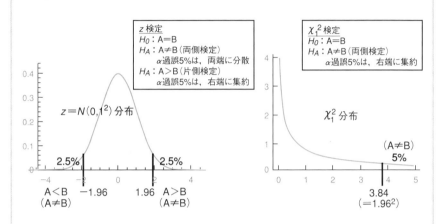

パネル 9 ◦ 両側検定と片側検定

　　標準正規分布に基づく z 検定では，A > B を対立仮説とした片側検定もありうるが，通常は両側検定を実施する。
　　標準正規分布を二乗した χ_1^2 検定は，基本的に両側検定である。

9 ┃ 統計学的有意の表現法（パネル 10）

　　統計学的有意を表現したい場合に役立つ表現として，2 通りを事例として示しました。どちらも本論文の事例です。参考にされるとよいでしょう。

結果変数を主語にするとき

Other bleeding was not statistically significantly different by sex.

　○ 統計学的有意は，副詞を二つ続けて書く。

　○ 比較群は，「by（ごとに）」で記述する。

　○ 比較群が年齢層であれば，「within age group stratum」などと書く。

There was (were) で始めるとき

There were no statistically significant differences in the risk of a fatal bleeding event by sex.

　○ 結果変数は，「in（において）」以降に記述する。

　○ 比較群は，「by（ごとに）」で記述する。

パネル 10 ◆統計学的有意の表現法

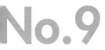

Lancet-Psychiatry で学ぶ
「概日リズム障害と気分障害の関係」

今回取り上げる論文は，*Lancet Psychiatry* に掲載された横断研究です。

Association of disrupted circadian rhythmicity with mood disorders, subjective wellbeing, and cognitive function: a cross-sectional study of 91105 participants from the UK Biobank

Lyall LM, Wyse CA, Graham N, Ferguson A, Lyall DM, Cullen B, Celis Morales CA, Biello SM, Mackay D, Ward J, Strawbridge RJ, Gill JMR, Bailey MES, Pell JP, Smith DJ

Lancet Psychiatry 2018; 5:507-14.
Published Online May 15, 2018
https://doi.org/10.1016/S2215-0366(18)30139-1

英国のバイオバンクというコホート中の英国人 9 万 1105 人に対して，新規に加速度計で活動性を測定し，アンケートで精神障害等を調査しました。そして，概日リズム（夜型と朝型）と精神障害等との関係を見ました（パネル 1）。

今回学ぶ内容は，予測変数である概日リズムの定義，欠測データの記載法，2 群比較のための *t* および χ^2 統計量，五分位，ロジスティック回帰，順序回帰，負の二項回帰，モデルの適合度です。

1 予測変数である概日リズム（パネル 2）

本研究の原因である予測変数は概日リズムと言います。活動性の日内変動と言ってもよいでしょう。手首装着型加速度計を使って，24 時間，7 日間，活動性を測りました。24 時間のなかで最大活動の 10 時間の加速度平均値を *M*10，最小活動の 5 時間の加速度平均値を *L*5 とし，

対 象	英国バイオバンクの登録者，37-73 歳の英国人 91,105 人
曝 露	手首装着型加速度計による概日リズムの 5 分位（Quintile） →予測変数（Predictor）として利用
結 果 変 数	大うつ病，双極性障害，情緒不安定，孤独感（二値－Case vs. Control）； 幸福感，健康充足感（1〜6 の順序尺度）； 神経症（0〜12 点のスコア）
関係の指標	概日リズムと結果変数の関係を下記の指標で提示 　　二値（Case vs. Control）では，オッズ比（Odds ratio, OR） 　　順序尺度でも，オッズ比（Odds ratio, OR） 　　スコアでは，発生率比（Incidence rate ratio, IRR）
デ ザ イ ン	横断研究（バイオバンクはコホートだが，今回それらの人たちに対 して新たに，概日リズム［2013〜15 年］や精神障害等［2016〜17 年］を調査した。）

パネル 1 ◆本研究の要旨

$(M10 - L5)/(M10 + L5)$ を相対振幅と定義しました。定義から $M10 \geq L5$ なので，これは 0 から 1 の値を取ります。活動に日内変動が少ないと相対振幅は 0 に近づきます。昼も夜も同じということで，「夜型」と言えます。日内変動が大きいと，相対振幅は 1 に近づきます。こちらは「朝型」と言えるでしょう。

　最初に相対振幅を二分して，精神障害等との関係を見ています。相対振幅が［平均 − 2SD（標準偏差）］以下なら低値（夜型），そうでなければ高値（朝型）と二分しました。相対振幅の分布が正規分布であれば，低値の割合は 2.5% になるはずですが，その分布型が「Negatively skewed」のため 3.8% と少し多かったようです。

2　欠測データの記載法（パネル 3）

　欠測データ（Missing data）があるとき，もしそれが連続変数の場合に

加速度計（Accelerometry）

手首装着型加速度計で 7 日間，1 日 24 時間，加速度（活動度）を測定　→活動状況がわかる

相対振幅の定義

$M10$　　活動が最大である，連続 10 時間の加速度平均値

$L5$　　　活動が最小である，連続 5 時間の加速度平均値

相対振幅（Relative amplitude）$= \dfrac{(M10 - L5)}{(M10 + L5)}$　→概日リズム（日内変動）

○　$M10 = L5$ だと，日内変動は最小の 0 になる。日中も夜も同じということで，「夜型」と言えよう。

○　$M10 \gg L5$ だと，最大の 1 に近づく。日中の活動が大きいということで，「朝型」と言えよう。

相対振幅値が [平均 − 2SD] 以下のとき（下図），Low relative amplitude（夜型−日中活動低下型）と定義した。

→正規分布なら「Low」は約 2.5% だが，実際 3.8% いたということは，分布型が「Negatively skewed」（下図）のためだろう。

	Low 夜型（$n = 3477$）	High 朝型（$n = 87\,628$）
Relative amplitude	0.65　(0.10)	0.87　(0.04)

Data are Mean (SD).

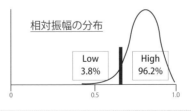

パネル 2 ◆本研究の予測変数─概日リズム（日中活動性）

は，要約統計である平均値・標準偏差はあまり気にする必要はありません。欠測データを除外して算出できるからです。カテゴリー変数の場合には，合計が 100% にならないので気になるでしょう。それをどう記載するかで

喫煙状況の観察値が欠測しているとき

	Low relative amplitude (n = 3477) 夜型	High relative amplitude (n = 87 628) 朝型
Smoking		
Never	1726 （49.6%)	50 260 （57.4%)
Previous	1289 （37.1%)	31 371 （35.8%)
Current	456 （13.1%)	5 890 （ 6.6%)
Missing	6 （ 0.2%)	188 （ 0.2%)

Never は「禁煙」, Previous は Ex-smoker とも言い「元喫煙」, Current は「喫煙」,「欠測」は Missing として最下部に示す。

パネル 3 ◆欠測データの記載法

すが，この例のように，単純に「欠測（Missing）」という行を設ければよいでしょう。

3 | 2 群比較のための t, χ^2 統計量（パネル 4）

　相対振幅から低値（夜型）と高値（朝型）に分けて，目的変数である精神障害等を比較しています。MHQ というアンケートから精神障害等（大うつ病・双極性障害・情緒不安定・孤独感）を定義し，幸福感と健康充足感についても定義しました。精神障害等については，有無（二値）データ（1 =あり，2 =なし）です。幸福感は順序尺度であり，[1 =きわめて幸福] から [6 =きわめて不幸] の 6 段階です。健康充足感も順序尺度であり，[1 =きわめて健康] から [6 =きわめて不健康] の 6 段階です。

　神経症スコアは 0〜12 点であり，EPQ-R-S アンケートから定義しました。12 個の神経症状について有無を調査し，合計症状の数でスコアを定義したようです。神経症スコアの標準偏差が平均値とほぼ等しいことから（パネル 4），この分布は「Positively skewed」がきついと思われます。こ

	Low relative amplitude ($n = 3477$) 夜型		High relative amplitude ($n = 87\,628$) 朝型	Test statistic 検定統計量
大うつ病	554 (15.9%)	障害 >	13 247 (15.1%)	178.63
双極性障害	29 (0.8%)	障害 >	552 (0.6%)	165.69
情緒不安定	1622 (46.6%)	障害 >	35 151 (40.1%)	64.99
孤独感	808 (23.2%)	障害 >	13 213 (15.1%)	182.75
幸福感（1〜6）	4.39 (0.86)	< 健康	4.60 (0.77)	12.53
健康充足感（1〜6）	3.94 (1.13)	< 健康	4.42 (0.91)	23.75
神経症スコア（0〜12）	4.09 (3.34)	障害 >	3.87 (3.16)	3.50
相対振幅値（0〜1）	0.65 (0.10)		0.87 (0.04)	290.67

Data are mean（SD）.

MHQ（Mental Health Questionnaire）
　　→精神障害等［大うつ病・双極性障害・情緒不安定・孤独感］（1 = Case, 2 = Control）
　　→幸福感（1 =きわめて幸福, …, 6 =きわめて不幸）
　　→健康充足感（1 =きわめて健康, …, 6 =きわめて不幸）を測定
EPQ-R-S（Eysenck Personality Questionnaire Revised Short-form）
　　→神経症スコア（0 =正常, …12 =もっとも異常）を測定
相対振幅値は低いほど夜型で，高いほど日中活動型（朝型）である。

論文記載例
Test statistics are t-values comparing means between the groups for continuous variables, and χ^2 values comparing the distribution of values between groups for categorical variables.
　連続変数（幸福感，健康充足感，神経症スコア，相対振幅値）では t 値，カテゴリー変数（大うつ病，双極性障害，情緒不安定，孤独感）では χ^2 値が示された。なお，χ^2 はカイ二乗と読む。

パネル 4 ◆ 2 群比較のための t および χ^2 統計量

のように分散が大きい回数データ（Count data）では，ポアッソン分布や負の二項分布がよく当てはまると言われています。ポアッソン分布は平均値＝分散であり，それよりも分散が大きいのが負の二項分布になります。

　2群比較のための統計量としては，連続変数では t 統計量を使います。パネル 4 では，P 値は削除しましたが，これは t 検定のことです。カテゴリー変数では χ^2 統計量を使います。論文中には P 値も載っていましたが，1 群数千〜数万と大数では高度有意になるため，あまり載せる意味はないように思います。

4 ｜ 五分位（パネル 5）

　日中活動度を加速度の相対振幅で定義しましたが，さきほどのように二分すると情報損失になります。原因（予測）変数が数値の場合，疫学研究では，五分位，四分位，あるいは三分位にすることがよくあります。そして，結果変数（たとえば精神障害）に対する傾向検定を行います。縦断研究なら，相対振幅が 1 分位変化するごとの精神障害リスクが得られます。この研究のように横断研究なら，相対振幅が 1 分位変化するごとの精神障害オッズが得られます。精神障害オッズとは精神障害者数とそうでない人数の比のことですが，精神障害者の割合と言い換えてもよいでしょう。ところで，相対振幅を分位にしなくても，数値のままで傾向検定をすることは可能です。しかしながら，血圧や体重のように単位が意味のある場合を除き，分位へ変換したほうがよいでしょう。

　五分位というのは，人数等分で 5 分割することです。1000 人いるなら，ほぼ 200 人ずつに 5 分割します。第 1 五分位がもっとも低い（良い）集団，第 5 五分位がもっとも高い（悪い）集団となるよう定義します。そうすると，悪くなるにつれてのオッズ比が定義できます。相対振幅について言うと，第 1 五分位がもっとも相対振幅の低い人，すなわち夜型という悪い集団になってしまいます。これでは都合が悪いので，相対振幅を負にす

予測変数（原因変数）

○ 日中活動度を表す相対振幅であり，その値は 0（夜型）〜1（朝型）に分布
する。

○ 低値群（[平均 − 2*SD*] 以下，夜型）と高値群（朝型）に分けて，まず比較
した。

○ 詳細なモデル解析では，人数で五等分した五分位を用いた。

五分割の方法

相対振幅値に負の符号を付けた。相対振幅（夜型）= 0.3 なら −0.3 へ，相対振
幅（朝型）= 0.8 なら −0.8 へ変換した。そうすると，−1（朝型）〜0（夜型）に変
換される。変換しなければ，朝型（1）になるにつれてのリスクまたはオッズが出
る。そして，人数等分で五分割した。1000 人なら 200 人ずつである。

相対振幅	1	⟵			0
	朝型				**夜型**
変換相対振幅（負へ）	−1	⟶			0
五分位	1,	2,	3,	4,	5

技術上データ変換することにより，1 段階夜型へ移行す
るごとのリスクまたはオッズが算出される。

論文記載例

Scores were divided into quintiles, ⋯ Higher quintiles reflect lower relative ampli-
tude.

それ以外の分割法

疫学研究では，原因（予測）変数を五分位（Quintile），四分位（Quartile），三
分位（Tertile）に変換する。そして，分位が上がるごとに，リスクまたはオッズが
増減するかの傾向検定を行う。

パネル 5 ◆五分位（Quintile）

るか，逆数を取ります。仮に負の値へ変換すると，第 1 五分位はそれが
もっとも低い集団（すなわち朝型の人たち）となり，第 5 五分位はもっと
も高い集団（すなわち夜型の人たち）となり，悪くなるにつれてのオッズ

比が定義できます。

5 | ロジスティック回帰（パネル 6）

　結果変数は精神障害等の有無（あり＝ 1，なし＝ 2），予測変数は相対振幅の五分位になります。交絡変数は年齢・性別などです。ロジスティック回帰は式のかたちから，算出される関連性の指標はオッズ比になります。この例では，変換相対振幅が 1 分位上がるごとのオッズ比が得られます。元の相対振幅で言いなおすと，1 分位下がる（夜型になる）ごとのオッズ比になります。相対振幅が 1 分位下がる（夜型になる）ごとに，1.06 倍大うつ病が増えるという結果です（パネル 6）。孤独感は 1.09 倍増えるようです。五分位の端から端まで（もっとも朝型からもっとも夜型へ）変化すると，大うつ病は $1.06^4 = 1.26$ 倍，孤独感は $1.09^4 = 1.41$ 倍増えることになります。

6 | 順序回帰（パネル 7）

　幸福感・健康充足感という目的変数は，六値からなる順序尺度です。二値のときは（二項）ロジスティック回帰を使いましたが，名義尺度の六値であれば多項ロジスティックモデルを使います。たとえば，異なる病名を予測するようなモデルのときです。今回六値は順序尺度なので，順序回帰（Ordinal regression）を使うことになります。いろいろな順序回帰モデルがありますが，二項ロジスティックモデルの自然な拡張である比例オッズモデル（Proportional odds model）がよく使われるようです。パネル 7 に示したように，順序カテゴリーをいろいろな個所で分割し，（六値だと五つの）対数オッズの原因変数に対する直線の勾配が比例すると仮定します。勾配から計算されるのが共通オッズ比になります。このことから，比例勾配モデル（Proportional slope model）と呼ばれることもあります。

	Sample size	Coefficient (95%CI)	P-value
大うつ病			
Cases	13 593	1.06 (1.04-1.08)	< 0.0001
Controls	38 470		
双極性障害			
Cases	572	1.11 (1.03-1.20)	0.007
Controls	38 470		
情緒不安定			
Cases	24 936	1.02 (1.01-1.04)	0.004
Controls	37 722		
孤独感			
Cases	9526	1.09 (1.07-1.11)	< 0.0001
Controls	53 397		

　結果変数が二値（Cases vs. Controls）の場合，ロジスティック回帰を実施した。年齢・加速度計実施時期・性別・人種・Townsend 剥奪スコア・飲酒頻度・喫煙状況・学歴・平均加速度・BMI・幼少期の精神的虐待という交絡変数で調整した。Coefficient（係数）は，ここではロジスティック回帰から導出されるオッズ比（Odds ratio, OR）を表す。詳しく言うと，調整済みオッズ比（Adjusted odds ratio）である。

<u>論文記載例</u>

Associations between relative amplitude quintile and binary measures of lifetime major depressive disorder, … were examined withlogistic regression.

… a one-quintile reduction in relative amplitude was associated with increased odds of lifetime major depression disorder (OR 1.06, 95%CI 1.04-1.08, $p < 0.0001$), …

○ 技術的には「変換相対振幅の五分位が 1 上がるごとに」だが，「相対振幅で見ると 1 下がること」になるので，こう表現したと思われる。

○ 1 段階夜型へ移行する（相対振幅が 1 段階下がる）につれ，大うつ病は 1.06 倍増えると解釈する。

○ 4 段階夜型へ移行すると，大うつ病は $1.06^4 = 1.26$ 倍増えると計算できる。

パネル 6 ◉ ロジスティック回帰（Logistic regression）

	Sample size	Coefficient（95%CI）	P-value
幸福感	63 322	0.91（0.90-0.93）	< 0.0001
健康充足感	63 496	0.90（0.89-0.91）	< 0.0001

○ 幸福感・健康充足感という目的変数は二値ではなく，6段階（1～6；1ほど幸福・健康）の順序尺度である。目的変数が順序尺度の場合，ロジスティック回帰の自然な拡張である「比例オッズモデル（Proportional odds model）」（「比例勾配モデル（Proportional slope model）」とも呼ぶ）を用いる。

○ 二値の場合は，CaseのControlに対する対数オッズを直線モデル化する。相対振幅の五分位が予測変数なので，変換相対振幅の五分位が1段階上がる（→相対振幅の五分位が1段階下がる，1段階夜型になる）ごとのオッズ比が得られる。

○ 比例オッズモデルでは，五つの対数オッズ（幸福 vs. 不幸）を定義する（図1）。それらと原因変数を直線モデル化し，勾配は共通だと仮定する（図2）。勾配の指数を取ることにより，共通のオッズ比が推定される。相対振幅が1分位下がる（1段階夜型になる）ごとの幸福感へのオッズ比が得られる。

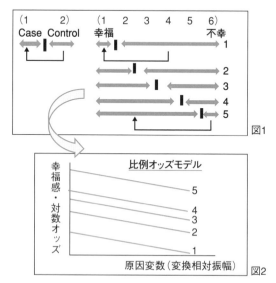

図1

図2

··· ordinal logistic regression was used for the self-rated happiness and health satisfaction variables: odds ratio (OR) was reported. Lower relative amplitude was associated with lower subjective ratings of happiness (OR 0.91, 95%CI 0.90-0.93) and health satisfaction (0.90, 95%CI 0.89-0.91), ···

1 段階夜型へ移行する（変換相対振幅が 1 段階上がる）につれ，幸福感は 0.91 倍になり（9% 幸福感が落ち），健康充足感は 0.90 倍になる（10% 健康充足感が落ちる）。4 段階夜型へ移行すると，幸福感は $0.91^4 = 0.69$ 倍（31% 低下），健康充足感は $0.90^4 = 0.66$ 倍（34% 低下）と計算できる。

パネル 7 ◆順序回帰（Ordinal regression）

相対振幅が 1 分位下がる（つまり夜型になる）ごとの幸福感は，0.91 倍増えると推定されました。夜型になるにつれて，幸福感は 9% ずつ下がると解釈します。五分位の端から端まで（もっとも朝型からもっとも夜型へ）変化すると，幸福感は $0.91^4 = 0.69$ 倍となるので，38% も幸福感は下がると言えます。

7 ┃ 負の二項回帰（パネル 8）

目的変数が数値の場合，それが正規かつ線形（直線）であれば重回帰分析が使えます。神経症スコアは，12 個の神経症状の発現数で定義されているようです。これも数値ですが，標準偏差と平均がほぼ等しいことから（パネル 4），発現数ゼロ（発現なし）の人が多いとか，分布型が相当「Positively skewed」だと想像できます。個々の神経症状の発現がまれであるためです。まれに起こる事象については，その発現数はポアッソン分布に従うことが知られています。ここでは 12 種類の神経症状があり，神経症状の発現数を回数データとみなしたわけです。

結果変数が数値データ
- ○ 正規性および線形性（直線性）が満たされるようなら，重回帰分析（Multiple linear regression）を使えばよい。
- ○ 頻度・回数・スコアなどのデータも数値だが，0 データが多いとか，Positively skewed がきついことが多い。
- ○ まれな事象の場合，その事象の起こる回数（count）は「Positively skewed」分布をする。それはポアッソン分布として知られる。
- ○ 本論文の例では 12 種類の神経症状があり，すべての症状があれば神経症スコアは 12 点になる。神経症状の発現数を回数データとみなした。

ポアッソン回帰と負の二項回帰
- ○ 平均＝分散（ポアッソン分布の性質）を目安にして，そうならポアッソン回帰（Poisson regression）を使えばよい。
- ○ 分散のほうが平均より大きい（Over-dispersed）と，負の二項回帰（Negative binomial regression）が好ましい。
- ○ 過分散（Over-dispersion）パラメータを付加した負の二項分布は，ポアッソン分布の拡張とみなされる。
- ○ ポアッソン回帰でも負の二項回帰でも，推定される指標は発生率比（Incidence rate ratio, IRR）になる。

	Low relative amplitude	High relative amplitude
神経症スコア（0〜12）	4.09（3.34）	3.87（3.16）

- ○ 分散（$3.34^2 = 11.1$）＞平均（4.09）なので，本研究では負の二項回帰が使われたと思われる。

	Sample size	Coefficient（95%CI）	P-value
神経症スコア	53 624	1.01（1.01-1.02）	< 0.0001

論文記載例

Negative binomial regression was used for models examining neuroticism, because thiscount-based variable had a skewed distribution, and incidence rate ratio (IRR) are reported.

> ··· a one-quintile reduction in relative amplitude was associated with higher neu-
> roticism scores (IRR 1.01, 1.01-1.02, $p < 0.0001$) ···
>
> ○ 1段階夜型へ移行する（相対振幅が1段階下がる）につれ，個々の神経症状
>   の発生率が1.01倍高くなる。つまり，神経スコアも1.01倍になる。
> ○ もっとも朝型からもっとも夜型へ移行すると，神経スコアは$1.01^4 = 1.04$
>   倍高くなると計算できる。

パネル 8 ◆負の二項回帰（Negative binomial regression）

　ポアッソン分布では平均＝分散になります。そうであれば，ポアッソン
回帰（Poisson regression）という手法を使います。今回のデータでは，分
散 > 平均になっています（パネル 8）。そこで，ポアッソン分布に過分
散というパラメータを付加した，負の二項分布というものを使うほうが
適切かと思われます。そうしたデータの多変量モデルが，負の二項解析
（Negative binomial regression）です。ポアッソン回帰でも負の二項解析
でも，関係を示す指標は発生率比（Incidence rate ratio）になります。この
例では，1分位夜型へ移行するにつれ，個々の神経症状の発生率が1.01倍
上がるという結果です（パネル 8）。したがって，神経スコアの値も1.01
倍に増加することになります。五分位の端から端まで夜型が進むと，神経
スコアは$1.01^4 = 1.04$倍増えることになります。わずかの増加にすぎま
せんが，サンプルサイズが非常に大きいのと，推定誤差が非常に小さいた
め，統計学的に有意な結果が得られたのだと思われます。

8 ｜ モデルの適合度（パネル 9）

　多変量モデルを使うとき，データがそのモデルにフィットしているか
を確認しましょう。George Box は，「All models are wrong, but some are
useful.」と言いました。データがモデルに適合しているかを見ておくこと
は大切なことです。Lack of fit（LOF）という適合度検定が知られますが，

線形回帰の場合

$$R^2 = 1 - \frac{\Sigma(y_i - \hat{y}_i)^2}{\Sigma(y_i - \bar{y})^2}$$

　y_i = 実データ

　$\hat{y}_i$ = モデル式による予測値

　$\bar{y}$ = 平均値

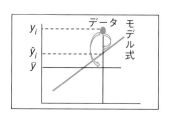

○ R^2 のことを，決定係数（Coefficient of determination）と呼ぶ。モデルで決まってしまう割合のことである。データがモデル式に適合していると，分子の $\Sigma(y_i - \hat{y}_i)^2 \sim 0$ となり，$R^2 \sim 1$ になる。

○ $R^2 > 0.25$（単回帰では，相関係数＝ 0.5 相応）なら，ほぼ適合していると判断してもよいだろう。

ロジスティック回帰の場合

$$R^2 = 1 - \frac{\log(L_1)}{\log(L_0)}$$

	R^2		R^2
大うつ病	0.08	幸福感	0.03
双極性障害	0.10	健康充足感	0.04
情緒不安定	0.03		
孤独感	0.04	神経症スコア	0.01

○ これを，McFadden's pseudo R^2（McFadden の擬似決定係数，McFadden [1974]）と呼ぶ。

○ L_1 はロジスティックモデル下での尤度，L_0 はその回帰係数がすべてゼロの下での尤度である。

○ 尤度が定義できれば，ロジスティック回帰でなくてもこれは定義できる。

○ McFadden の R^2 のほうが通常の R^2 より小さくなりがちであり，$R^2 > 0.1$ でほぼ適合と判断してもよいだろう。

○ 本研究では少し適合度が低い印象がある（上表）。

パネル 9 ◆モデルの適合度

これは適合していないと有意になる検定です。したがって，$P > 0.1$ または 0.2（非有意）なら適合していると判断します。しかしながら，検定はサンプルサイズの影響を受けます。サイズが小さいと P 値は大きく（非有意に）なり，適合という結果になりがちです。

　推定で適合度を見る指標が，決定係数（Coefficient of determination）というものです。データがモデル式で決まってしまえば，決定係数 $R^2 = 1$ になります。$R^2 > 0.25$ あたりで，ほぼ適合していると判断してよいでしょう。線形回帰のときは，予測誤差の二乗で決定係数は定義されますが（パネル 9），ロジスティック回帰のときには尤度を使って R^2 を定義します。いくつか提案されていますが，McFadden の擬似決定係数がもっとも使用されるようです。こちらの R^2 は小さくなりがちなため，$R^2 > 0.1$ ならほぼ適合と判断することが多いようです。この例では，あまり適合度は高くなさそうです。

RCT 推進の立役者：
Tom Chalmers 博士

　ランダム化を最初に提唱したのは，Ronald Aylmer Fisher（1890-1962）であることは有名だ。それは 1926 年のことだった。それでは，RCT を広めた重要人物は誰だろうか。何人か思いつく。一人目は，最初の RCT を実施した Austin Bradford Hill（1897-1991）であろう。彼は，有名なロンドン大学医学統計学科の初代教授を務めた。二人目は，EBM を提唱した David L. Sackett（1934-2015）であろう。治療効果のエビデンスレベルのトップに，この RCT を挙げた。三人目は，Sir Richard Peto（1943-）であろう。「Large simple trials（LST）」を推進したことで有名であり（*Statist Med* 1984; 3: 409-20），メタアナリシスの医学応用を 1985 年に初めて出版した。彼はロンドン大学ではなく，オックスフォード大学で活躍した。コクラン共同計画や EBM センターもオックスフォード大学で生まれた。最後の一人が今回の主役である Thomas C. Chalmers（1917-1995），愛称 Tom である。

　彼は医師であり，かつ米国医師会フェロー（FACP）であった。臨床上で疑問に感じたら，最初の患者からランダム化せよと唱えた。1977 年のニューイングランド医学誌のレター「Randomized the first patient?」（*N Engl J Med* 1977; 296: 107）が起源かと思われていたが，1968 年には萌芽となるレター「When should randomization begin?」が出されており（*Lancet* 1968; 1: 858），1975 年には論文のかたちで提示された（*Med Clin North Am* 1975; 59: 1035-38）。Sackett はこの論文に感銘を受け，臨床試験や EBM へ

シフトしたと言われる。Chalmers は，治療法の選択にはリスク
ベネフィットのバランスが重要と考えた。そして，「Toxicity out-
weighs the expected beneficial effects」でないことを証明する
のに，RCT が必要だとした。副作用と効果の比（Relative toxic-
ity/efficacy ratio）が明らかになっていないとき，その治療を施す
のは倫理的ではないとも言っている。このとき，50：50，つまり
1：1でランダムに割り付け，比較試験をすべきだと主張した。

　Chalmers は 1951 年に京都で兵役に入り，そこで臨床研究に興
味を持った。京都日赤病院にいたと聞いたことがある。そして，彼
の専門である肝炎治療に対する RCT の主任研究者を務めた。被験
者は朝鮮戦争の兵士だったようである。結果は 70 ページにも及ぶ
力作論文（*J Clin Invest* 1955; 34: 1163-235）にまとめられた。臨
床試験の歴史を収載する「The James Lind Library」にも見られる。
彼は 1987 年にはハーバード大学に作られた Technology Assess-
ment Group（テクアセ研究室）に所属し，Frederick Mosteller
（1916-2006）と一緒にメタアナリシス研究に勤しんだ。私はいつ
だったかその研究室を訪問し，Mosteller と会話したのを思い出す。
なんだか半地下の研究室で，そのとき Chalmers はいなかったと
思う。1992 年には同じボストンにあるタフツ大学へ異動し，そこ
で Joe Lau とメタアナリシスに傾倒した。私は Lau の研究室も訪
問し，累積メタアナリシスの MS-DOS ソフトをもらった。Sackett
や Peto は大規模 RCT を強調したが，Chalmers は小規模でもよい
から RCT をまず実施し，それらをメタアナリシスで統合すればよ
いという考え方を持っていた。Chalmers はむしろメタアナリシス
への貢献で有名かもしれないが，その根っこには京都で手掛けた
RCT がその後の人生を決めたように思う。

Ronald Aylmer Fisher（1890-1962）
Randomization の創始者（1926 年）

Austin Bradford Hill（1897-1991）
RCT 第一号（*BMJ*, 1948）の実施責任者

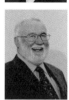
David L. Sackett（1934-2015）
EBM を通して RCT の重要性を強調

Richard Peto（1943-）
Large simple trials（LST）の重要性を強調

Thomas C. Chalmers（1917-1995）
今回の主役
RCT および Meta-Analysis の重要性を強調

パネル 1 ◆ RCT 推進の立役者たち

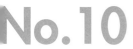

*NEJM*で学ぶ
「インフルエンザ治療薬の臨床試験」

国産新薬であるインフルエンザ治療薬バロキサビル（商品名ゾフルーザ）の治験データが，ニューイングランド医学誌に掲載されました。

Baloxavir Marboxil for Uncomplicated Influenza in Adults and Adolescents

Hayden FG, Sugaya N, Hirotsu N, Lee N, de Jong MD, Hurt AC, Ishida T, Sekino H, Yamada K, Portsmouth S, Kawaguchi K, Shishido T, Arai M, Tsuchiya K, Uehara T, Watanabe A; Baloxavir Marboxil Investigators Group

N Engl J Med 2018; 379:913-23.
Doi: 10.1056/NEJMoa1716197

第Ⅱ相試験は用量設定試験であり，第Ⅲ相試験はプラセボを含む実薬対照試験です。主要評価項目はインフルエンザ症状緩和までの時間であり，副次評価項目はパネル1に示したように複数設けられました。今回学ぶのは，非均等割付，割合の95%信頼区間，層別一般化ウィルコクソン検定，van Elteren検定，共分散分析，症状緩和時間中央値の95%信頼区間，以上の6項目です。おもに第Ⅲ相試験データを使って例示します。

1 　非均等割付（パネル2）

本試験はランダム化比較試験（RCT）です。2群比較の場合，割付比が1:1というのが一般的でしょう。これを均等割付と呼びます。群間差を検出する効率は，この均等割付がもっとも高いのです。その一方で，情報を取りたい群を多くしたり，そうではないプラセボ群を少なくしたりすることもあるでしょう。それが非均等割付になります。検出力は犠牲になりますが，経済的および倫理的に利点もあることでしょう。同じ検出力を確

インフルエンザ治療薬バロキサビル（商品名ゾフルーザ）の臨床試験

　保険収載されたばかりの国産新薬の治験が *NEJM* に載った。単回投与という利便性はあるものの，耐性ウイルスが 10% 近く発現するということで，投与に慎重な医師が多いようである。

第 II 相 試 験　用量設定試験（dose-ranging trial）

　　　　　　　　バロキサビル 10 mg，20 mg，40 mg，またはプラセボの単回投与
　　　　　　　　20〜64 歳の急性インフルエンザを発症した日本人（体温 38 度以上で有症状）

第 III 相 試 験　バロキサビル（体重 80 kg 未満は 40 mg，80 kg 以上は 80 mg，単回投与），オセルタミビル（商品名タミフル）75 mg-BID/5 days，またはプラセボ

　　　　　　　　12〜64 歳のインフルエンザ様症状で外来受診した米国人・アジア/日本人

　　　　　　　　※ BID = bis in die（twice a day），つまり 1 日 2 回投与のこと
　　　　　　　　※第 II 相などローマ数字（II, III）を使う習慣があるが，論文ではアラビア数字（2, 3）が使用されていた。

デ ザ イ ン　二重盲検ランダム化比較試験

　　　　　　　　第 III 相試験ではダブルダミー法により，すべて BID/5 days 投与したと思われる。

割 付 比　第 II 相試験→　1：1：1：1（4 群，均等割付）

　　　　　　　　第 III 相試験→　2：2：1（倫理的配慮から，プラセボの割合を減らした）

主要評価項目　インフルエンザ症状緩和までの時間（Time to alleviation of influenza symptoms）

副次評価項目　解熱までの時間（Time to resolution of fever）

　　　　　　　　平常の健康状態へ復帰するまでの時間（Time to a return to usual health）

　　　　　　　　抗生物質を必要とするような新規合併症の発現

　　　　　　　　インフルエンザウイルス量（Viral load）の変化量

パネル 1 ◆試験要約

均等割付（Equal allocation）の利点
- ○ 割付比（Allocation ratio）が 1：1 の確率割付法
- ○ 検出効率がもっとも高い（総症例数を固定したとき，1：1 がもっとも高く群間差を検出する）

非均等割付（Unequal allocation）の利点

情報を取りたい群を大人数，そうではないプラセボ群を少人数にできる（経済・倫理面）

割付比（allocation ratio）
- ○ 均等割付（1：1 比較）が，もっとも高い検出効率をもたらす。
- ○ 非均等割付にすると，同じ検出力を確保するには，例数の増加を必要とする。

1：1 割付での例数（合計）を N としたとき，

1：k 割付での例数（合計）　　$N' = \dfrac{(1+k)^2}{4k} \times N$

→　少ないほう，$\dfrac{N'}{1+k}$

　　多いほう，$N' - \dfrac{N'}{1+k}$

k	N'
2	1.125 N
3	1.333 N
4	1.5625 N

1：1 割付のときの必要例数が 200 例（N）
- →1：2 割付　→ $N' = 225$ 例　→75 例：150 例（1：2）
- →1：3 割付　→ $N' = 267$ 例　→67 例：200 例（1：3）
- →1：4 割付　→ $N' = 312$ 例　→62 例：250 例（1：4）

論文記載例

Participants ⋯ were randomly assigned, in a 2：2：1 ratio, to receive A, B, or C.
［割付群は A, B, C と略した］

パネル 2 ◆非均等割付

保するためには，パネル 2 に示したように必要例数が増えます。1：2 割付では，200 例が 225 例に増えます。1：4 割付では 1.5 倍以上に増えるため，これ以上の非均等割付は現実的ではないと思われます。ここには挙げていませんが，2：3 割付のような割付比も可能です。

2 割合の95%信頼区間（パネル3）

　有害事象の発現率など，割合の95%信頼区間について説明します。大別すると，パネル3に挙げたような3種類が知られています。二項分布の正規近似に基づく手法がWald intervalです。ワルド検定統計量（[差 ÷ 標準誤差]）に基づき構成されます。これが一番知られた手法でしょう。しかし，割合が0または1に近いとき，被覆率95%より低くなりがちです。それを改善したのが，Wilson score intervalです。これはスコア検定に基づき構成され，非対称な信頼区間になります。最後はExact interval，あるいはClopper-Pearson intervalと呼ばれる信頼区間です。これも非対称であり，二項分布そのものから直接求めた信頼区間のことです。どうして式にF値が出てくるかというと，二項分布とベータ分布が関係あり，ベータ分布とF分布も関係あるからです。有害事象発現率のように割合が0や1に近いときは，Wilson score intervalまたはExact intervalを使うべきでしょう。また，標本サイズが小さいときは連続性補正を施すことも勧められています。

3 層別一般化ウィルコクソン検定（パネル4）

　生存率を示すとき，Kaplan-Meierプロットを描くことがあります。これは生存率のためだけではなく，一般的にはtime to eventデータへ適用できます。生存率では死亡がイベント，この例ではインフルエンザの症状緩和がイベントになります。Kaplan-Meierプロットの群間比較のためには，通常，Log-rank test（ログランク検定）が使われます。これは，時点で層別したCMH（Cochran-Mantel-Haenszel）検定ともみなされます。このLog-rank testですが，発想力が鋭かったとされるMantel博士が1966年に提唱し，Peto-Peto両博士が1972年に命名したようです。

Proportion（割合）

有害事象の発現率（$\hat{p}$）= 有害事象の発現人数/総人数 = $\dfrac{x}{n}$

Wald interval

二項分布の正規近似に基づき，割合に関するワルド検定の分母 $SE = \sqrt{\dfrac{\hat{p}(1-\hat{p})}{n}}$ を用いる。

$$\hat{p} \pm 1.96\sqrt{\frac{\hat{p}(1-\hat{p})}{n}}$$

Wilson score interval

○ Wald interval は被覆率が 95% より低くなりがちであり，Rao のスコア検定に基づき改善させた。

○ これは発現率に関して，$\hat{p} = 0.5$ を除き，非対称な信頼区間になる。

$$\frac{1}{1+\frac{1.96^2}{n}}\left[\left(\hat{p}+\frac{1.96^2}{2n}\right) \pm 1.96\sqrt{\frac{\hat{p}(1-\hat{p})}{n}+\frac{1.96^2}{4n^2}}\right]$$

[Wilson EB. *J Am Statist Assoc* 1927; 22: 209-12.]

Exact interval（Clopper-Pearson interval）

○ 二項分布そのものから，直接 95% 信頼区間を算出する。これも，$\hat{p} = 0.5$ を除き，非対称な信頼区間になる。

○ 二項分布とベータ分布は関係があり，ベータ分布と F 分布も関係があるため，数式に F が登場する。

$$\left[\frac{x}{x+(n-x+1)F_{2(n-x+1),2x}}, \frac{(x+1)F_{2(x+1),2(n-x)}}{(n-x)+(x+1)F_{2(x+1),2(n-x)}}\right]$$

[Clopper CJ and Pearson ES. *Biometrika* 1934; 26: 404-13.]

○ F については，z（正規分布）と同様に，右端 2.5%（= 0.05/2）点の数値を引用する。

○ 割合が 0 や 1 に近いとき，Exact interval や Wilson score interval が望ましい。標本サイズ（n）が小さいとき，さらに補正が望ましい。

論文記載例[Supplementary Protocol 統計解析計画書]

…平熱に回復した被験者の割合…の 95% 信頼区間を Clopper-Pearson 法で算出する。

パネル 3 ◆割合の 95% 信頼区間

生存率曲線の比較検定
○ 下図のような Kaplan-Meier Curve 全体に関する群間比較には, 通常, Log-rank test（ログランク検定）を適用する。
○ 2 群比較のときは自由度 1 だが, k 群比較のときは自由度 $(k-1)$ である。
○ この検定は, 時点で層別した CMH test ともみなせる。
○ Mantel（1966）が提案し, Peto-Peto（1972）が命名したとされる。
　[Mantel N. *Cancer Chemother Rep* 1966; 50:163-70.]
　[Peto R and Peto J. *J Roy Statist Soc Ser A* 1972; 135(2):185-207.]

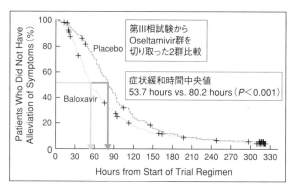

ログランク検定の重みづけ
○ 早く治癒するほうが望ましい　→早期の違いに重みを大きくする。
○ ログランク検定では, 重み $w_t = 1$（重みはない）が, Gehan の**一般化ウィルコクソン検定**では, 重み $w_t = n_t$（時点 t でのリスク人数）なので, 早期の違いに重みが大きい。
　[Gehan EA. *Biometrika* 1965; 52:203-23.]

層別解析
○ 層を共変量（交絡因子）と捉えたため, 層ごとに解析し, それらの結果を併合する。
○ ログランク検定には層別ログランク検定（Stratified log-rank test）が存在するが, 一般化ウィルコクソン検定にも存在する。
○ 投与前（baseline）のインフルエンザ 7 症状の合計点をカテゴリー化（11 点以下, 12 点以上）と国（日本/アジア, アメリカ）からなる 4 群を, 層として

捉えた。これが**層別一般化ウィルコクソン検定**であり，ここで使用された。

論文記載例

・・・ the time to alleviation of symptoms was compared between the baloxavirgroup and the placebo group with use of **a generalized Wilcoxon test, with stratification** according to a composite symptom score at baseline and country.

The median time to alleviation of symptoms was shorter in the baloxavirgroup than in the placebo group ・・・ (53.7 hours vs. 80.2 hours, $P < 0.001$) ・・・

パネル 4 ● 層別一般化ウィルコクソン検定

　　Log-rank test では群間差への重みはどの時点も同じですが，重みを変えることが可能です。時点におけるリスク人数を重みにしたのが，Gehan の一般化ウィルコクソン検定です。早期のほうがリスク人数は多いので，早期の群間差に重みを付けたものと言えます。この例では，早期の症状緩和を重視しています。

　　層別割付をしたときや，重要な共変量（交絡因子）があるときには，さらに層別解析も加味することがあります。Log-rank test で層を加味したのは，層別ログランク検定（Stratified log-rank test）と言います。一般化ウィルコクソン検定で層を加味したのが，層別一般化ウィルコクソン検定（Generalized Wilcoxon test with stratification）です。インフルエンザ症状の合計点初期値の二分（11 点以下と 12 点以上），および国（日本/アジアとアメリカ）からなる 4 層で層別化しています。

4 | van Elteren test（パネル 5）

　　ウィルス量の初期値からの変化量を結果変数（Y 変数），投与群を原因変数（X 変数）として，X と Y の関係を見るには t 検定（2 群の場合）や分散分析（多群の場合）を使います。さらに，共変量（交絡因子）である Z 変数があれば，多変量解析として対応することでしょう。先に出た共分

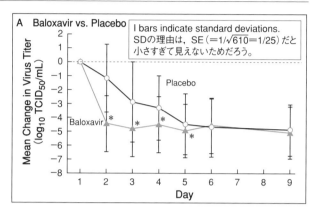

○ Y ＝ ウイルス量の変化量，X ＝ 投与群，Z（層）＝ 国（日本/アジア vs. 米国），投与前の症状スコア層（11 点以下 vs. 12 点以上）からなる 4 層
○ 投与群とウイルス量の変化量との関係を層別解析し，それらの結果を併合したい。
○ それは，共変量（交絡因子）である層 Z で調整した，X と Y の関連分析に相当する。

Van Elteren test [van ElterenPH. *Bull Inst Int Statist* 1960; 37:351-61.]
○ Y の正規性が怪しければ，数値そのものを使うのでなく，順位等へ変換する。
○ 正規性を仮定しないため，それらはノンパラメトリックな手法と呼ばれる。
○ Wilcoxon rank-sum test　→順位（Rank）変換
　　van Elteren test　→修正リジット変換
○ Ridit ＝ Rank/n, Modified ridit ＝ Rank/(n + 1)
　　→ i 層へ付す重み $w_i = \dfrac{1}{n_i + 1}$
○ 少数例の層に大きな重みを付したのが，修正リジットの特徴である。
○ 修正リジットを用いたノンパラメトリックな層別解析が，van Elteren test である。
○ 治療効果がどの層でも一定であれば，van Elteren test が漸近的に最適とされる。

○ カテゴリーデータの層別解析やノンパラメトリックな層別解析は，総称して
CMH（Cochran-Mantel-Haenszel）検定と呼ばれる。

　　層別 Wilcoxon 検定 → PROC FREQ; TABLES Stratum*Drug*Change/
　　CMH SCORES = **RANK**;
　　Van Elteren test → PROC FREQ; TABLES Stratum*Drug*Change/ CMH
　　SCORES = **MODRIDIT**;
　　Stratum は 4 層からなる Z に相当する。Drug は投与群（実薬 vs. プラセ
　　ボ）の違い（X）を表す。Change は Y に相当する。

○ 結果については，「Row Means Scores Differ」（自由度 = 群数 − 1）の P 値
を参照する。

○ 投与群も用量群のように順序が付いたときは，「Nonzero Correlation」（自由
度 = 1）の P 値を参照する。

論文記載例［Supplimentary Appendix］

Van Elteren test with baseline composite symptom score ($\leq$ 11 or $\geq$ 12) and region
(Japan/Asia or United States) as stratification factors was used to compare changes
in infectious virus titer and in quantity of viral RNA between two groups by scheduled
time point.

パネル 5 ◆ ノンパラメトリックな層別解析 ―van Elteren test

　散分析または重回帰分析のことです。

　しかし，ここでは聞きなれない検定が使われています。この van Elteren
test とは何でしょうか。一言でいうと，ノンパラメトリック検定のことで
す。t 検定に対するノンパラメトリック検定というと，Wilcoxon test（順
位和検定）を思い出すでしょう。そこでは，Y 変数データを順位（Rank）
に変換しています。順位をデータ数で割ったものをリジット（Ridit），［デ
ータ数 + 1］で割ったものを修正リジット（Modified ridit）と呼びます。こ
の van Elteren 検定では，Y 変数データを修正リジットに変換しています。
共変量がなければどれも同じですが，共変量からなる層がある場合には異

なります。van Elteren test では，第 i 番目の層に $1/(n_i + 1)$ の重みがかかるためです。少数からなる層に多くの重みが付されたことになります。治療効果がどの層でも一定であれば，van Elteren test が漸近的に（例数が十分大きいときに）最適とされます。

　このノンパラメトリックな層別解析ですが，CMH（Cochran-Mantel-Haenszel）検定と同じであることに気づきます。CMH 検定では，Y 変数はもともと順序データのことが多いのですが，連続データでも順位に変換すれば同じことです。SAS ソフトウエアであれば，PROC FREQ で解析できます。Y 変数に付すスコアを RANK にすれば層別 Wilcoxon test，修正リジットにすれば van Elteren test になります。X 変数が名義であれば，「Row Means Scores Differ」の P 値を参照し，順序のときは「Nonzero Correlation」の P 値を参照します。

5 | 共分散分析（パネル6）

　結果変数（Y 変数）がインフルエンザ症状合計点の投与前値からの変化量，原因変数（X 変数）が投与群とします。そして，共変量（Z 変数）として，投与前値の二層と喫煙の有無からなる4層を設けています。Z を考慮して X と Y の関係を分析する手法は，一般的に多変量解析と呼ばれます。共変量で調整した解析と呼ばれることもあります。このようにモデルに基づいて得られた平均のことを，最小二乗平均あるいは調整平均と呼びます。最小二乗法でモデル式を推定し，そのモデル上での平均のことです。推定法としては最尤法のほうが一般的ですが，正規分布ではこの両者は一致します。

　Y が数値のときの多変量解析は重回帰分析または分散分析（原因変数がすべてカテゴリー）と呼ばれますが，その特殊な例として共分散分析があります。パネル6に示したように，共分散分析とは分散分析と回帰分析のブレンドと言えます。回帰分析のところで，Y 変数の初期値（投与前値）

が入る点が特徴です。初期値は，その後の値に強く影響するからです。もともと血圧の高かった人は，最終値も高めになりがちです。初期値を共変量として含めた分散分析のことを，共分散分析と考えるとよいでしょう。

　共分散分析モデルに課せられた仮定について述べます。誤差項の正規性・独立性・等分散性，そして直線性（線形性）があります。これらは重回帰分析でも同様です。共分散分析に特有の仮定が共通勾配性です。共変量としての初期値を X 軸，結果変数を Y 軸としたとき，原因変数である投与群ごとのデータが比例していることです。この共通勾配性を検証するには，パネル 6 のような図を描くことが第一です。そのうえで，共分散分析モデルに X 変数（投与群）と Z 変数（共変量である初期値）の交互作用項を含め，その項が非有意であれば共通勾配とみなします。交互作用とは比例しないことなので，それを否定すれば，消極的に共通勾配性が証明されたことになります。交互作用の検出力は低いので，例数が少ないときには有意水準は 5% ではなく，10% や 20% 程度にするほうがよいでしょう。

6 　症状緩和時間中央値の 95% 信頼区間 （パネル 7）

　Kaplan-Meier プロットの縦軸が生存率のとき，それが 50%（中央値）に相応する時間のことを生存時間中央値（Median survival time, MST）と呼びます。この例は縦軸が症状非緩和率なので，症状緩和時間中央値（Medan time to alleviation of symptoms, Median TTAS）と呼ぶべきでしょう。

　Baloxivir 群の Median TTAS は 53.7 時間で，その 95% 信頼区間は 49.5～58.5 時間のようです。この Median TTAS の 95% 信頼区間はどのように求めたのでしょうか。二つの方法を用いたようです。一番目は Nonparametric interval と呼ばれる手法です。ある時点における症状非緩和率の 95% 信頼区間は，Greenwood 式の標準誤差を使って算出できます。順に算出し，その 95% 信頼下限が 0.5 になる時点を Median TTAS の 95% 信頼下限，その 95% 信頼上限が 0.5 になる時点を Median TTAS の 95% 信頼上限と定義

問題設定

○ 結果変数（Y）= 何日目かのインフルエンザ症状合計点の投与前値（Baseline）からの変化量

○ 原因変数（X）= 投与群（Baloxavir vs. Placebo）

○ 共変量（Z）= 投与前の症状合計点（Z_1），喫煙の有無（Z_2）

　→投与群ごとの共変量の違いを考慮したうえで，X と Y の関係を分析したい。

○ X と Y だけを考慮する単変量解析ではなく，さらに Z を考慮した多変量解析になる。

○ 共変量を考慮した（共変量で調整した）という意味で，調整解析（Adjusted analysis）とも呼ぶ。

○ 調整済みの投与群別平均値のことを，最小二乗平均（Least square mean; LS mean）や，調整平均（Adjusted mean）と呼ぶ。

○ 最小二乗法（正規分布なら最尤法も同値）で求めたモデルから推定した平均値なので，最小二乗平均と呼ぶ。

共分散分析（ANCOVA-アンコバと読む）

$$Y = a + bX + c_1Z_1 + e$$

○ 分散分析（bX の部分－X は文字変数）と回帰分析（c_1Z_1 の部分－Z_1 は数値変数）のブレンドが，共分散分析である。

○ Y の初期値（Z_1）がモデルに入る点が特徴である。初期値は Y に強く関連するため，Covariate（共変量）と捉え，Covariate を含む分散分析ということで，共分散分析（ANCOVA-Analysis of Covariance）と呼ぶ。本論文では，共変量として喫煙の有無も含めているので，

$$Y = a + bX + c_1Z_1 + c_2Z_2 + e$$

となり，これは重回帰分析（Multiple linear regression）と呼ぶこともある。

ANCOVA の仮定

○ 誤差項（e）の正規性・独立性・等分散性，モデルの線形［直線］性，共通勾配性（下図）

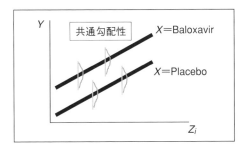

図中: Y　共通勾配性　X＝Baloxavir　X＝Placebo　Z_i

○ ある時点の合計点を初期値で補正するということは，合計点の変化量を結果
変数にした解析に相当する。この例では，合計点の変化率をみていることに
相当する。

論文記載例，および統計解析計画書

An analysis of covariance, ⋯ were used for the various secondary efficacy outcomes.
　時点ごとにインフルエンザ症状7項目の合計スコアの変化量を応答，投与群を
説明変数，喫煙の有無と投与前のインフルエンザ症状7項目の合計スコアを共変
量とする共分散分析モデルをあてはめ，⋯

パネル6 ◆共分散分析

します。これが Nonparametric interval と呼ばれる手法です。
　もう一つはブートストラップ法を使う手法です。ブートストラップ法と
はリサンプリング（再抽出）と呼ばれるもので，1979 年に Efron 博士が
提唱した手法です。解析的に標準誤差が求められないような統計量に適
用されます。この例でも TTAS の標準誤差は解析的に求められないため，
ブートストラップ法を使用しました。元データから重複を許して，同じ例
数のデータセットを再抽出します。重複を許すというのは，あるデータが
抽出されたとき，そのデータを元に戻して再抽出することです。元データ
タが 500 例だったとすると，リサンプリングにより 500 例のデータセッ
トが一つ得られます。この作業を 1000 回繰り返し，そのたびに Median
TTAS を算出します。そして，2.5% 点〜97.5% 点の幅（25 番目〜975 番目

症状緩和時間中央値（Median time to alleviation of symptoms, Median TTAS）
　　縦軸が生存率のときは，生存時間中央値（Median Survival Time, MST）と呼ぶ。
この例では縦軸は症状非緩和率なので，症状緩和時間中央値と呼ぶのがよいだ
ろう。

論文記載例（Supplementary Materials -Protocol）
··· the median TTAS and its 95%CI were calculated. The Greenwood method was
used in the calculation of the CIs. In addition, the treatment group difference in the
median time and its 95%CI was calculated by bootstrap method.

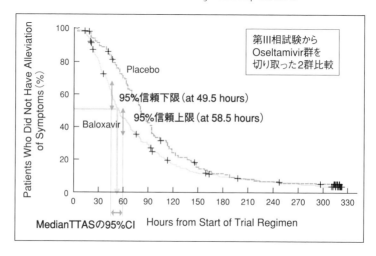

Median TTAS の算出法 (1)
　　Baloxavir 群　→ 53.7 hours; 95%CI, 49.5 to 58.5
　　Placebo 群　→ 80.2 hours; 95%CI, 72.6 to 87.1
　　時点ごとに非緩和率の 95% 信頼下限を Greenwood 公式で求め，49.5 hours でそ
れが 50% になった。同様に，58.5 hours で非緩和率の 95% 信頼上限が 50% になっ
た。そこで，Median TTAS の **95%CI は 49.5〜58.5 時間**と定義する。
　　［これは Nonparametric interval と呼ばれ，Brookmeyer R and Crowley J. *Biomet-
rics* 1982; 38:29-41. が原典；Baker C. *Am Statist* 2009; 63(1):78-80. も参照］

- ○ ブートストラップ法（bootstrap method）[Efron B. *Ann Statist* 1979; 7:1-26.] を利用する。
- ○ [Efron 博士は統計学のノーベル賞を 2018 年に受賞，2017 年の初受賞は DR Cox 博士 → http://statprize.org/]
- ○ n 例の実データから，重複抽出を許し，n 例のデータセットを無作為に Resampling する。[同じデータを複数回抽出も可]
- ○ n 例のデータセットを約 100 個作成し，そのたびに **Median TTAS** を求める。順に並べ，2.5% 点〜97.5% 点で 95%CI と定義する。または，Median TTAS の平均と SE（$= SD/\sqrt{データセット数}$）を求め，平均 $\pm 1.96 \times SE$（正規近似）で 95%CI を定義する。

パネル 7 ● 症状緩和時間中央値の 95% 信頼区間

の Median TTAS）で 95% 信頼区間を定義します。もう一つの方法としては，1000 個の Median TTAS から平均と標準偏差，そして標準誤差を求め，通常の正規近似で 95% 信頼区間を定義します。

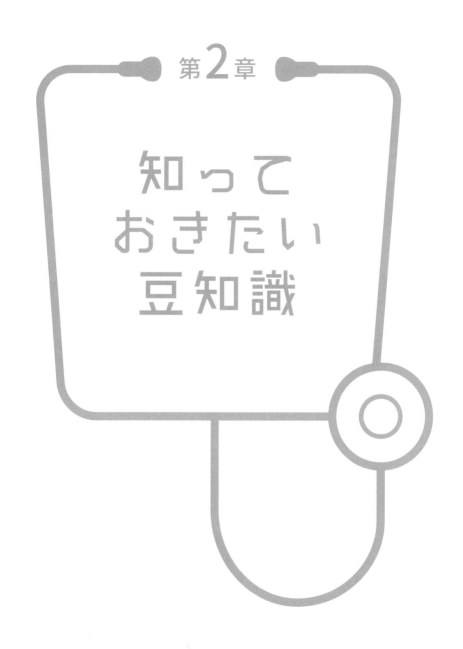

第2章

知って
おきたい
豆知識

1 健康寿命は どうやって計算するの？

　健康寿命，英語では "Healthy Life Expectancy" と呼びます。じつは 2000
年に，世界保健機関（WHO）がこの健康寿命というものを定義しました。
それは，「心身ともに自立し，健康的に生活できる期間」と定義されます。
2016 年時点で，日本人男性では 72 歳，日本人女性では 75 歳のようです。
ふつうの寿命より，健康寿命はおよそ 10 歳若いことになります。逆に見
れば，健康でなくなってからおよそ 10 年で死亡するとも言えます。

　そもそも「健康」かどうかなど，どうやったらわかるのでしょうか？　健
康の定義は，これも WHO の定義が有名ですが，1946 年 6 月の WHO 憲章
に，健康とは，「完全な肉体的，精神的及び社会的福祉の状態であり，単に疾
病又は病弱の存在しないことではない」と書かれています（日本 WHO 協
会）。ここで，「福祉」という言葉が気になり調べてみました。"Wellbeing"
を「福祉」と訳しているようです。しかし「良好な状態」のほうが実を表
していると思いましたので，「肉体的，精神的及び社会的に完全な良好状
態であり，……」と訳すほうがよいのではないかと思います。いずれにせ
よ，健康寿命とは，"Full health"（完全な健康状態）で生活できる年数と言
えるでしょう。

　寿命は生年月日と死亡日から容易に，かつ正確に（日本では）算出でき
ますが，一人ひとりについての健康寿命などわかるはずがありません。健
康は定義されても，それは主観的なものです。個人個人に対して，「いつ
から健康ではなくなりましたか？」などと聞いていては，逆に誤った健康
寿命になることでしょう。それでは，どのようにして健康寿命を計算して
いるのでしょうか。

「WHO が世界規模で実施している調査データより<u>推計</u>している」とい
うのが正解のようです。算出とか計算ではなく,「推計」というところ
がミソなのです。多種にわたる疾患の罹患状況を性・年齢別に調査し,
それらのデータから各国の健康寿命を推計します。WHO Global Burden
of Disease（GBD）Study, WHO Multi-Country Survey Study（MCSS）,
World Health Survey の三つのデータが使われているようです。世界全

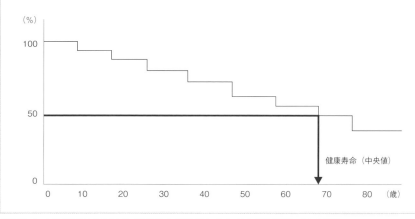

年齢	生存率（a）	健康な人の割合（b）	健康生存率（a × b）
0〜9 歳	100%	100%	100%
10 歳代	95%	100%	95%
20 歳代	95%	100%	95%
30 歳代	90%	100%	90%
40 歳代	80%	90%	72%
50 歳代	70%	90%	63%
60 歳代	70%	90%	63%
70 歳代	50%	60%	30%
80 歳代	30%	50%	15%

上記に示したのは仮想データですが,累積健康生存率を描くと下記のようにな
ることでしょう。ここから健康寿命がわかります。

健康寿命（中央値）

パネル 1 ◆年齢別の生存率と健康な人の割合からわかる健康寿命（中央値）

体の死亡例の 11.5% が喫煙に起因していたと公表されましたが（*Lancet* 2017; 389:1885-906），そこでも WHO GBD Study データが利用されていました。

　日本では独自に，国民生活基礎調査で健康な人の割合と年齢別人口より健康寿命を推計しているようです。よく考えてみれば，パネル 1 に示したように，年齢別の生存率と健康な人の割合がわかれば健康寿命（中央値）は推計できると思われます。

　しかし，どうも日本人の健康寿命の推計値は少し低すぎるのではないかと感じています。周りの高齢者を見ていると，男性 72 歳，女性 75 歳では，まだ大半の人が健康に見えてしようがありません。皆さんはどう感じているでしょうか。でも，私の印象は間違いだと気づきました。私の見ている高齢者は，健康的な人に偏っていることに気づいたのです。病気がちの人に，街中で私が会うはずがありません。逆に，街を歩いているような高齢者は，健康のほうへ偏っていて当然だと気づきました。

　第二の理由はこうです。若くして亡くなる人がいるため，寿命の分布は左（0 歳）のほうへシフトしています（パネル 2）。そのため，平均寿命（公表値）は寿命の中央値より低くなります。長く延びている低年齢のほうへ，平均値は引っ張られるからです。年収の分布は逆に高いほうへシフトしており，平均値は高収入のほうへ引っ張られます。中央値とは，大きさの順に並べて，ちょうど真ん中の人の値のことです。パネル 2 でいうと，ちょうど分布の面積が半分になる点が中央値になります。人間の直観は平均値ではなく，むしろ真ん中，つまり中央値のようです。中央値で判断する人間にとって，公表値である平均寿命は直観より低いと感じて当然でした。私の印象は正しかったのですが，WHO の公表した健康寿命も正しかったことになります。WHO が貴重な調査データから推計しているの

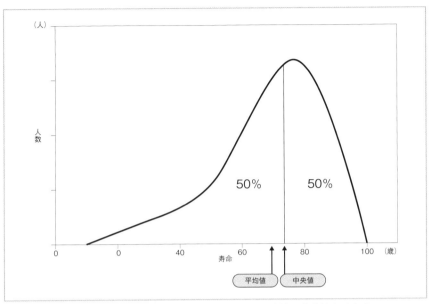

パネル2 ◆左側へ歪んで（シフトして）いる分布では，平均値は中央値より小さい

だから，たぶん正しいのでしょう。

　こうした WHO 健康寿命プロジェクトに日本人も関与しているのかどう
かは知りませんが，ぜひともこうした領域でも活躍する日本人にもっと出
てきてもらいたいものです。

2 オッズ比とリスク比の違い

1 オッズの意味

　オッズ（Odds）には「見込み」「勝算」「優比」などの訳が付いています。パネル 1 のように二匹の犬がいた場合，どういった指標で好みを示せばよいでしょうか。たとえば，100 名の人にどちらが好みかを尋ねます。75 人が左の犬を好み，25 人が右の犬を好んだとします。このとき，「左の犬のほうが 3 倍好まれていた」と言うでしょう。これがオッズなのです。「左の犬を好む割合は 75%（四分の三）でした」とも言えますが，前者のほう

どちらが好み？

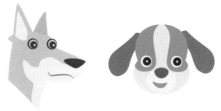

100 人に聞きました。
　　75 人：25 人　　→オッズ＝75/25＝3
　　50 人：50 人　　→オッズ＝50/50＝1

オッズとは二者を比べて，どちらが良いかを示す指標である。
オッズは見方によって，分子と分母を反対にしてもよい。
→オッズ＝3　→左の犬のほうが，右の犬よりも 3 倍好まれた。
どちらがコンテストで選ばれるかを予想するとき，右の犬に賭けて当たれば，掛け金の 3 倍を儲けることになる。

パネル 1 ◆オッズの意味

がしっくりくることでしょう。相対する二者を比較するとき，オッズというのは大変直観的な指標と言えます。

　パネル 2 のように，「賛成」と「反対」を比較するときにも使えます。「賛成」と「反対」の人数の比がオッズです。パネル 2 の A) の場合，賛成：反対 = 3：1 ですから，オッズは 3，すなわち賛成は反対の 3 倍いたことになります。B) の場合，「どちらともいえない」が入りますが，興味は賛成と反対の比なので，これまた賛成は反対の 3 倍いたと言えます。オッズは同じく 3 です。一方，賛成割合と反対割合を示す方法もあります。パネル 2 の A) では，賛成割合が 75% で反対割合が 25% ですが，どちらが優勢かを見るには 75 ÷ 25 = 3 倍と計算することでしょう。それだけ，二者の

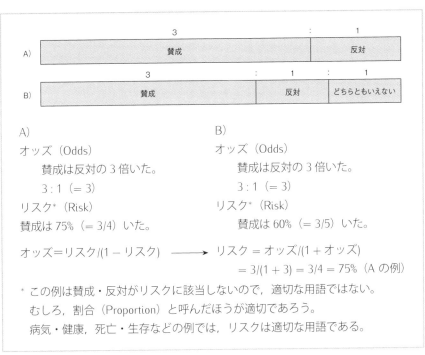

パネル 2 ◆ オッズとリスクの関係

直接比較にはオッズは便利なのです。なお，オッズとリスク（あるいは割合）の関係ですが，パネル 2 にも示したように，オッズ ＝ リスク/(1 − リスク)，リスク ＝ オッズ/(1 ＋ オッズ)，という関係があります。

2 | オッズの語源

　語源的には，「Odd」から生まれたようです。「Odd」は数学用語では「奇数」（「Even」が偶数）ですが，日常用語では「奇妙な」という意味です。「Odds」は「Odd」の複数形であり，いわゆる総称と思われます。奇妙な物たちという感じでしょう。逆に，「Even」は五分五分のことであり，オッズで言うと 1 になります。オッズは 0〜∞ を取りますが，オッズ＝ 1 は当然（奇妙でない）を意味します。ちなみに，リスクは 0〜1 を取ります。統計用語でいえば，帰無仮説が「Even」，対立仮説が「Odd」と言ってよいかもしれません。ちなみに，「オズの魔法使い」は「オズ（Oz)」であり，「オッズ」ではなく，伝説の町の名前なのです。

　ギャンブルでも「オッズ」がよく登場します。この場合は勝算という意味でしょう。イギリス人はオッズが好きなようで，英国のウィリアム王子のお嬢さんが生まれる前に，その名前の予想に関してオッズが発表されました。たしか「シャーロット」が 3 倍くらい，「ダイアナ」が 10 倍くらいだったと記憶しています。「シャーロットじゃない」：「シャーロットだ」＝ 3：1 のとき，オッズ ＝ 3 になり，当たれば賭け金が 3 倍に膨らみます。「ダイアナじゃない」：「ダイアナだ」＝ 10：1（オッズ 10）なら，当たれば賭け金は 10 倍に膨らみます。「ダイアナ」の勝算は低いので，万が一当たれば払戻金が大きいわけです。大博打師なら，オッズの大きいほうへ賭けることでしょう。2018 年のワールドカップで日本とコロンビアの対戦の前に，英国のブックメーカー「ウィリアムヒル」がオッズを発表しました。コロンビア勝利のオッズは 1.7，日本勝利のオッズは 5.5，そして引き

分けのオッズは 3.5 でした。日本へ賭けた人は，5.5 倍も儲けたことでしょう。

3 | リスクの意味

リスク（Risk）というのは危険性のことです。それは好き嫌いや勝ち負けのことではなく，病気の有無などが対象の場合に使われます。リスクとは確率（Probability）であり，病気になる確率のことです。好き嫌いの例では，好きと答える確率，あるいは好きと答える割合（Proportion）と言ったほうがよいかもしれません。パネル 1 の好き嫌いの例では，左の犬が好きな人の割合は 75% という言い方をします。パネル 2 の賛否の例では，賛成割合は 75% と言います。賛成割合はわかりますが，賛否の傾向まではわかりません。それを表すのがオッズということになります。

オッズが二者の比を表し，リスクは全体の中で病気になる割合を表します。たとえば，エボラ出血熱の致死率 50% というのはリスクにあたります。エボラ出血熱になると半数が死亡することを意味します。分母はエボラ出血熱にかかった人数です。このとき，エボラ出血熱の死亡オッズは 1 になりますが，リスクのほうがわかりやすいでしょう。なぜでしょうか。この例では死亡への関心が強いからです。賛否や好き嫌いのように，両者の対比に関心があるときはオッズのほうがわかりやすいでしょう。

4 | オッズとリスクの使い分け

オッズがよいか，リスクがよいか，それは二者のどちらに関心があるかで決まると言いました。一方に関心がある場合はリスクがよく，両者に関心がある場合はオッズがよいのです。しかし，もっと大切な使い分けがあります。リスクというのは，ある人数の集団の中で何人が病気にかかる

かを表します。そこで，前提は集団がいることであり，それが追跡され，その間に病気にかかるか否かを調べてはじめて算出される指標です。そこで，前向きコホート研究やランダム化比較試験（RCT）などの前向き縦断研究（Prospective longitudinal studies）でしか使用してはいけません。ケースコントロール研究のような後ろ向き研究（Retrospective studies）や横断研究（Cross-sectional studies）では，リスクは用いるべきではありません。リスクは定義できないからです。

　パネル 3 のデータが前向き研究であれば，焦げを食べる人 100 人，焦げを食べない人 200 人を追跡し，その後「がん」になったかどうかを調べたことでしょう。焦げを食べる人 100 人中 7 人が「がん」になったので，「がん」罹患率は 7% と定義できます。この確率こそがリスクなのです。一方，「がん」になった人 12 人と「がん」にならなかった人 288 人について，焦げを食べがちか（現状なので横断研究），あるいは焦げを今まで食べてきたか（後ろ向き研究）を調査したデータなら，リスクが定義できません。このとき，「がん」の有無について表す指標として使えるのがオッズになります。焦げを食べる人の「がん」オッズは 7：93（およそ 1：13 で 13 倍），焦げを食べない人の「がん」オッズは 5：195（およそ 1：39 で 39 倍）と言うことができます。

5 　オッズ比とリスク比

　オッズは二者の比を示していますが，その比が集団間で異なるかを示すときにオッズ比を使います。すなわち，二つのオッズの比がオッズ比（Odds ratio）になります。相対オッズ（Relative odds）と呼ぶこともあります。パネル 3 を見ると，焦げを食べる人の「がん」オッズは 7：93（＝ 7/93），焦げを食べない人の「がん」オッズは 5：195（＝ 5/195）ですから，オッズ比は {7/93}/{5/195} ＝ {7 × 195}/{93 × 5} ＝ 2.9 になり

	「がん」になった	「がん」にならなかった	
焦げを食べる	7	93	100 人
焦げを食べない	5	195	200 人
	12 人	288 人	

[リスクは確率であり，前向き研究である Cohort 研究や RCT でしか定義されない。焦げを食べる・食べないが先にあり，「がん」の発現は後にくることが大切である。]

　　焦げを食べる人の「がん」リスク = 7/100

　　焦げを食べない人の「がん」リスク = 5/200

　　→ Relative Risk（Risk Ratio）= {7/100}/{5/200} = 2.8

　　→焦げを食べていると，「がん」に 2.8 倍なりやすい（前向きの因果関係）。

[オッズは比であり，あらゆる研究で定義される。後ろ向き研究である Case-control 研究や，横断研究である Cross-sectional 研究でも定義される。]

　　焦げを食べる人の「がん」オッズ = 7 : 93 = 7/93

　　焦げを食べない人の「がん」オッズ = 5 : 195 = 5/195

　　→ Relative Odds（Odds Ratio）= {7/93}/{5/195} = 2.9

　　→がんになった人のほうが，焦げを 2.9 倍多く食べていた（後ろ向きの因果関係）。

　　→焦げを食べている人のほうが，「がん」になったことのある人が 2.9 倍多かった（関連性）。

パネル 3 ◆オッズ比とリスク比（1）

　　ます。焦げを食べる人のほうが「がん」は 2.9 倍多いと言えます。一方，リスクとリスクの比のことをリスク比（Risk ratio），あるいは相対リスク（Relative risk）と言います。焦げを食べる人の「がん」リスクは 7/100（7%），焦げを食べない人の「がん」リスクは 5/200（2.5%）なので，リスク比 = {7/100}/{5/200} = 2.8 になります。この例では，オッズ比（2.9）とリスク比（2.8）は近いことがわかります。どうしてでしょうか。それは「がん」リスクが，7% と 2.5% のように低いからです。パネル 4 に示した

	脳卒中あり	脳卒中なし
高血圧者	a	b
正常者	c	d

高血圧者の脳卒中リスク = a/(a + b)
高血圧者の脳卒中オッズ = a/b
　→ a が小さい（脳卒中が少ない）と，(a + b)〜b，つまりリスク〜オッズ

正常者の脳卒中リスク = c/(c + d)
正常者の脳卒中オッズ = c/d
　→ c が小さい（脳卒中が少ない）と，(c + d)〜d，つまりリスク〜オッズ

高血圧者の（正常者に対する）脳卒中リスク比* = {a/(a + b)}/{c/(c + d)}
高血圧者の（正常者に対する）脳卒中オッズ比* = {a/b}/{c/d}
　→ a, c が小さい（脳卒中が少ない）と，リスク比〜オッズ比

* リスク比は相対リスク，オッズ比は相対オッズと呼ぶこともある。

パネル 4 ◆オッズ比とリスク比（2）

ように，リスク（イベント発現率）が低い時には両者はほぼ一致します。

　このデータが前向き研究から得られたデータであれば，リスクが定義されますから，リスク比を算出してもよいですが，そうでないデータのときはオッズ比しか算出してはいけません。前向き研究であれば，「焦げを食べると（オッズ比で）2.9 倍「がん」になりやすい」，あるいは，「焦げを食べると（リスク比で）2.8 倍「がん」になりやすい」という結論になります。横断研究であれば関連性しか言えませんから，「焦げを食べる人のほうで 2.9 倍「がん」の人が多かった」となります。ケースコントロールのような後ろ向き研究であれば，「がんを起こした人のほうが 2.9 倍焦げを食べていた」となります。なお，Logistic 回帰分析という手法で解析しますと，その数式から導出されるのが（exp [回帰係数]）オッズ比になること

から，前向き研究であってもオッズ比が示されることがあります。イベント率が低ければオッズ比はリスク比の近似になりますから，オッズ比を用いても問題はありません。

6 │ その他の指標

　リスクにしてもオッズにしても，これは時間要素の入っていない指標です。たとえば，時速 100 km で走る車も時速 50 km で走る車も，自転車より早いことは確かです。その意味では自転車より早いということで同じになります。しかしながら，両者のスピードはかなり違います。これを勘案するような指標として，率（Rate）やハザード（Hazard）が使われることもあります。率では頻繁に起こしやすいかを表し，ハザードではすぐに起こしやすいかを表します。年に 2 回イベントを起こす人も年に 1 回起こす人も，オッズやリスクは同じ値になりますが，率は 2 倍になります。また，1 カ月以内にイベントを起こす人と 1 年目に起こす人の危険度は違うでしょうが，オッズやリスクでは同じ値になります。ハザードではイベントを起こすまでの日数を勘案しますので，早期に起こすほうがハザードは高く計算されます。こういった場合の群間比較にはオッズ比やリスク比よりも，率比（Rate ratio）やハザード比（Hazard ratio）を使ったほうがよいのです。そのためには，いつ起こしたかといった時間の情報が必要になります。

3 予後因子と予測因子の違い

　予後因子（Prognostic factors）というのは，治療法とは無関係（独立）に，アウトカムへ影響する因子のことです（パネル 1）。がん治療や慢性心不全では，アウトカムは生命予後（死亡）になるでしょう。予後に影響する因子ということで，予後規定因子と呼ぶこともあります。がん治療の予後因子としては，ステージ（進行度）や PS（全身状態）などがあります。慢性心不全治療では，Etiology（虚血性心疾患か拡張型心筋症）や LVEF（左室駆出率）などがあります。アウトカムが疾病であるときには，危険因子（Risk factors）と呼ぶこともあります。たとえば，高血圧患者に対するアウトカムが脳卒中であるとき，脳卒中を起こしやすい危険因子には年齢や塩分摂取などがあります。予後因子は危険因子だけとは限らず，抑制

予後因子（Prognostic factors）

定義　アウトカム（予後）に影響する因子
　　　治療の有無に関係なく，全般的に影響する因子

事例　脳卒中の予後因子　→高血圧/年齢など
　　　がん死の予後因子　→ステージ（進行度）/PS（全身状態）など

用途　臨床試験の層別割付，サブグループ解析，多変量解析の共変量

予測因子（Predictive factors）

定義　治療が効くと予測される因子（バイオマーカー）
　　　陽性のほうが陰性よりも効果が強いと予測

事例　EGFR 阻害薬ゲフィチニブ（イレッサ®）の予測因子
　　　　→ EGFR 遺伝子変異（検査が陽性）
　　　HER2 阻害薬トラスツズマブ（ハーセプチン®）の予測因子
　　　　→ HER2 遺伝子変異（検査が陽性）

用途　濃縮（Enrichment）デザイン，精密医療（Precision medicine）

パネル 1 ◆予後因子と予測因子の定義・事例・用途

因子も含まれます。脳卒中がアウトカムの例では，地中海食は抑制因子になるでしょう。疾病学の疫学の章には，その疾病の予後因子が書かれています。

それでは，予後因子はどのようにしてわかるのでしょうか。過去のデータ（観察研究の縦断データ）から予後因子は分析できます。前向き研究でも後ろ向き研究でもかまいません。いわゆる疫学データを分析することにより，いろいろな疾病の予後因子がわかってきました。

予測因子（Predictive factors）とは何が違うのでしょうか。特定の治療法がどういった患者層に反応するのか，それを選別するための因子が予測因子です（パネル1）。この概念が出てきたのは，バイオマーカー陽性患者向けの治療薬，いわゆる分子標的治療薬が登場したことに起因します。たとえば，肺がん患者に対するゲフィチニブ（イレッサ®）の効果予測のバイオマーカー，すなわち EGFR 遺伝子がその一例でしょう。EGFR 遺伝子変異が発現している，すなわち検査陽性だと効果が予測（期待）されます。乳がんや胃がんに対するトラスツズマブ（ハーセプチン®）も，HER2 遺伝子検査が陽性のときに奏効すると予測されます。こうした標的マーカー検査が予測因子になっています。こうした検査は治療開始前に行われることが多く，Companion test or companion diagnostic と呼ばれたりします。

それでは，予測因子はどのようにしてわかるのでしょうか。こちらは過去のデータからは分析できません。新規治療を開発するときにバイオマーカーも同時に開発し，バイオマーカーで患者を選別し，陽性患者で効果を奏するかを探索します。そういった研究プロセスのことを，Predictive biomarker validation と呼んだりします。効きそうな患者を選定して治療を行う，すなわち Precision medicine（精密医療）の一環だとみることもできるでしょう。

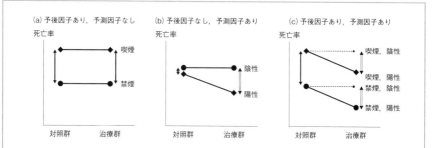

予後因子として喫煙の有無，予測因子としてバイオマーカーの陽性・陰性としました。

◀▶ は予後因子の影響度，◀➞ は予測因子の影響度を表しています。

マーカー陰性では治療は原則行わないので，(c) では陰性の治療群を破線で示しました。

(a) 喫煙者では両群ともに死亡率が高いですが，群間差はありません。

(b) 対照群では陽性・陰性間で差がありませんが，治療群では陽性者のみ死亡率が低くなります。

(c) 禁煙者では対照群で死亡率が低く，治療群では陽性者のみでさらに死亡率が低くなります。

パネル 2 ◆予後因子と予測因子の視覚的な描写

両者の違いを模式図に描写しました（パネル 2）。治療群と対照群の違いには依らず，予後因子である喫煙の有無で死亡率が異なっています（パネル 2a）。治療群だけ，マーカー陽性で死亡率が異なるのが予測因子です（パネル 2b）。両方を備え持っているケースがパネル 2c になります。生存率曲線が指数分布に従うと仮定したとき，予後因子と予測因子の両者が存在するときの模式図をパネル 3 に描きました。

最後に，予後因子と予測因子の用途について考えてみましょう（パネル 1）。予後因子は層別割付の際に層別因子として用います。たとえば，慢性心不全の臨床試験では予後因子である LVEF 値（たとえば，< 40% と

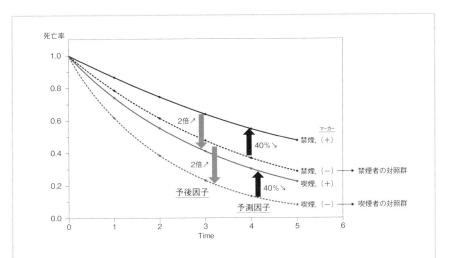

死亡率

1.0

0.8

0.6 — 2倍↗ — マーカー
0.4 — 40%↘ — 禁煙, (+)

2倍↗ — 禁煙, (−) → 禁煙者の対照群
喫煙, (+)
予後因子 — 40%↘ — 喫煙, (−) → 喫煙者の対照群
0.2 — 予測因子

0.0
0 1 2 3 4 5 6
Time

対照群ではマーカー結果に影響されないので，マーカー陰性（−）群に等しくなります。

生存率曲線は指数分布を仮定し，喫煙リスクを 2.0 倍，マーカー陽性のリスク減少を 40% として描きました。

パネル 3 ◆治療群での喫煙の有無・マーカー陽性/陰性別の生存率

≧ 40%）で層別割付することが多いようです。臨床試験の群間比較の結果をサブグループ解析することがありますが，サブグループを構成するときにも予後因子を用います。年齢層別にサブグループ解析するのは，年齢が予後因子だからです。さらに，多変量解析を行う際，共変量調整する因子に予後因子を含めます。

　予測因子の用途はどうでしょうか。臨床試験を計画する際，ランダム割付の前に患者を選別することがあります。効きそうな人に絞るので，濃縮デザイン（Enrichment design）や限定デザイン（Restriction design）と呼びます。また，臨床現場における治療ガイドとして予測因子を用いることがあります。治療をあまねく適用するのではなく，最初に検査によっ

て選別してから適用するのです。これは，精密医療（Precision medicine）
と言われており，オバマ大統領が 2015 年に提唱した健康政策の一つです
（https://obamawhitehouse.archives.gov/node/333101）。なお，Precision
medicine と Personalized medicine とは少し異なります。前者は治療が奏
効しそうな患者を積極的に選定して医療を実践することですが，後者は患
者ごとに合った医療を実践することです。後者は患者ごとに医療を行うと
いう，より一般的な用語のように思えます。一方，検査によって効きそう
な患者層を絞ることこそが，Precision medicine の神髄であると言えるで
しょう。言い換えると，治療選択のためのバイオマーカーの開発研究が
目玉とも言えます。Population medicine であった EBM から，Precision
medicine へ舵取りが図られたと認識しています。なお，統計学ではサブグ
ループ識別（Subgroup identification）と言って，バイオマーカーの開発研
究とは少し違いますが，Precision medicine へ向けた大きな研究テーマに
なろうとしています。

4 正規性の確認法について

　正規性（Normality）の確認には，まずヒストグラムを描いて目視する。次に，正規分位点プロット（Q-Qプロット：Quantile-Quantile plot）を描いて目視する。また，歪度（Skewness）・尖度（Kurtosis）という指標を参考にする。最後に，いくつか提案されている検定を用いる。この4通りの確認法が知られている。

　まずヒストグラム（パネル1）を見て，いわゆるベルシェイプ（釣鐘型）の正規分布に近いかどうかを目視する。じつは，パネル1の左右は同じデータで作られたが，どちらかというと右のほうが正規分布に合っていると感じるかもしれない。このように，なかなか目視だけでは正しく判断することはできない。

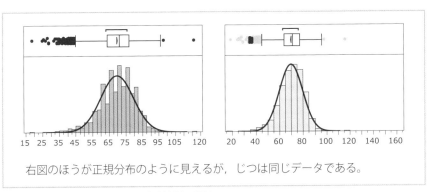

右図のほうが正規分布のように見えるが，じつは同じデータである。

パネル1 ◆スケールの違いで正規性判定が異なる

　そこで，次に正規分位点プロットも描いてみる（パネル2）。左手には横向きのヒストグラム，中間に箱ひげ図，そして右手に正規分位点プロットが見られる。直線上に実データ点が載っていれば，正規分布に適合していると判断する。両端で反れていること以外は，合っているように見える

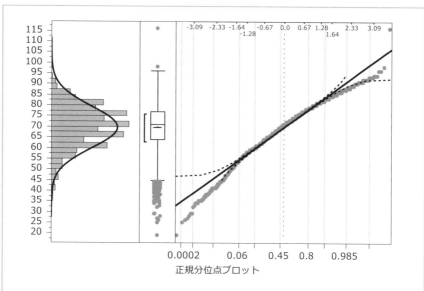

正規分位点プロット

JMP® で「一変量の分布」→変数名左の▼から「正規分位点プロット」を選ぶと出力される。直線に載っていれば正規と判断する。両端でやや正規性から外れているが，中間は大丈夫そうである。

パネル 2 ◆正規分位点プロットによる正規性の確認

だろう。

　正規性からの「ずれ」はもともと定性的なものであり，確実な判定はできないが，もう少し定量的な方法を見てみよう。それが歪度と尖度という指標である。Karl Pearson が 1900 年にカイ二乗検定を提唱したことは有名だが，これらの指標も Karl Pearson が提案したものである。算術平均は 1 次モーメント，標準偏差は 2 次モーメントと言われるが，じつは歪度は 3 次モーメント，尖度は 4 次モーメントなのである。算術平均は中心位置を示す尺度であり，標準偏差は散布度を示す尺度であることは皆さんご存知だろう。一方，歪度というのは対称性を示す尺度であり，尖度は分布

の裾の広がりを示す尺度である。なお，歪度は「わいど」と読み，歪みは「ゆがみ」や「ひずみ」と読むが，非対称性のことなので「ゆがみ」と言ったほうがわかりやすい。尖度は「せんど」と読み，尖りは「とがり」と読む。このように読むと少し誤解を招く。尖度とは尖りの程度を表すのではなく，分布の裾（両端）が薄いか厚いかを示す尺度なのである。

　正規分布は左右対称なので，歪度の値は 0（ゼロ）になる。右に裾を引いた分布では正の値，左に裾を引いた分布では負の値をとる。対数正規分布は右に裾を引いているので，歪度は正の値を示す。どのあたりが線引きの目安かというと，±1 より絶対値が大きいとき「ひどく歪んでいる（Highly skewed）」，±0.5 から ±1 までの絶対値だと「やや歪んでいる（Moderately skewed）」などと言われる。絶対値が 0.5 未満だとほぼ正規だと判断してよさそうである。

　一方，尖度の値は正規分布では 3 になる。わかりやすくするため，通常は 3 を引いた値（Excess kurtosis と呼ばれる）として表す。したがって，正規分布であれば尖度のほうも 0（ゼロ）になる。尖度が 0 より大きい正の値では裾が厚く，正の値方向へ長く続く。外れ値（Outlier）があるときも尖度は正の値をとる。一方，尖度が 0 より小さい負の値では裾が薄く，すぐに途切れる。たとえば，一様分布では尖度は負の値をとる。

　尖度は漢字から「とがり度」を想像するが，本来は分布の端（Tail）に関係している。端が長く続くような（厚い）場合，尖度は正の値をとる。長く続くということは外れ値が想定されるので，外れ値の存在を伺わせる。この場合に中心が尖る傾向があるので，「とがり度」というのも完全に誤りというわけでもなさそうだ。尖度が正の値を示す Laplace 分布は，実際すごく尖って見える。逆に，分布の端が途切れる（薄い）と，分布の中心は平坦（たとえば一様分布のように）になる。

JMP® では「一変量の分布」→下部の「要約統計量」左の▼から「要約統計量のカスタマイズ」を選ぶ→「歪度」と「尖度」をクリックすると，下記のように出力される。

平均	69.709966
標準偏差	9.8877415
平均の標準誤差	0.1109862
平均の上側 95%	69.927528
平均の下側 95%	69.492404
N	7937
歪度	−0.546991
尖度	0.5674195

パネル 3 ◆歪度（非対称性の指標）による正規性の確認

　歪度については正規性の基準が示されているが，尖度についてはそれが示されていない。そこで，通常は歪度の指標を参考にするとよいだろう。パネル 3 は，パネル 1, 2 のデータに関する計算結果である。歪度は −0.547 であり，負の値なので左に裾を引く分布だとわかる。また，その絶対値は 0.547 なので，上に示した基準でみると「やや歪んでいる」と判断される。なお，尖度は 0.567 と正の値なので，外れ値の存在が疑われる。

　最後に，正規性の検定について述べておきたい。統計ソフト JMP® では，Shapiro-Wilk の検定と Kolmogorov-Smirnov-Lilliefors（KSL）検定が示される（パネル 4）。JMP® では，例数 ≤ 2000 では Shapiro-Wilk の検定，例数 > 2000 では KSL 検定が示される。このサンプルデータは例数が 7937 例のため，KSL 検定の結果だけが示されている。$P = 0.0100$ だから，5% 水準で統計学的有意である。つまり，正規性が否定されることになる。ただし，これらの検定は多数例データでは有意になる傾向がある。300 例以上のときには過検出になるとも言われるので，多数例では参照し

「一変量の分布」→変数名左の▼から「連続分布のあてはめ」→「正規」を選ぶ→下部の「正規のあてはめ」左の▼から「適合度」を選ぶと出力される。標本サイズが 2000 例以下のときは Shapiro-Wilk の検定，標本サイズが 2000 例より大きいときは KSL 検定結果が表示される。この例では 7937 例なので KSL 検定結果である。

P = 0.0100 であり，統計学的有意のため，正規分布ではないと読む。

D		P 値（Prob > D）
0.056249	<	0.0100*

パネル 4 ◆ JMP^R による正規性の検定結果

ないほうがよいだろう。

　一方，例数に影響されない検定として D'Agostino-Pearson の検定がある（D'Agostino RB, Stephens MA. Goodness-of-Fit Techniques. Marcel Dekker; 1986. p.390-1.）。ときに，D'Agostino の K^2 検定とも言う。これは，歪度と尖度に基づく統計量を用いる。正規性の検定とは言うが，歪度と尖度に関する検定である。この検定では，逆に例数 < 20 のような少数例には適用すべきではないとされる。

　最後にまとめておこう。正規性を前提とした検定は多いが，多くは中心極限定理があるため，ある程度の例数があれば正規性をそんなに心配する必要はない。しかし，ヒストグラムや正規分位点プロットなどで目視確認はしておいたほうがよいだろう。歪度の絶対値が 0.5 未満かどうかも確かめておくとよいだろう。目視でも歪度でも正規性が疑われる場合には，正規性の検定をしておくとよいだろう。300 例を超えるような多数例だと，Shapiro-Wilk の検定や KSL 検定よりも，D'Agostino-Pearson の検定を参照したほうがよいだろう。

5 P値論争

1 P値の起源

　推測統計学を創始した Ronald A. Fisher が P 値を導入したと言われている。それは，クロス表に対する Fisher's exact test を提唱した 1922 年[1]という説がある。Fisher は特定の仮定（帰無仮説）のもとでの生起確率を直接計算し，それを P 値（P-value）と呼んだ。クロス表については χ^2 検定（相関係数の創始者 Karl Pearson による）が 1900 年に提唱されたが，そこでは χ^2 分布へ近似して確率を求めただけであった。仮定のもとで直接確率を計算する，つまり正確な P 値は Fisher が初めて提唱したといえるだろう。さらに Fisher は，$P < 0.05$ が強いエビデンスの基準だと主張したようである[2]。同時に，P 値は研究者が解釈すべきものだとも言っている[2]。その意味では，必ずしも $P < 0.05$ という水準に固執していたわけではなく，その基準は研究者が決めればよいというスタンスだったと思われる。

　その後，1933 年に Jerzy Neyman（ポーランド人）と Egon S. Pearson（Karl Pearson の息子）が仮説検定の理論を築いた[3]。Fisher 流では α 過誤しか考えていなかったが，Neyman-Pearson 流では β 過誤という概念も導入した。帰無仮説や対立仮説という用語もここで初めて登場した。Fisher 流では特定の仮定のもとで P 値を計算しただけであり，帰無仮説という概念はなく，特定の仮説の真偽を問うのみであった。

　一方，Neyman-Pearson 流では特別の検定という概念が導入され，そのために対立仮説も規定しなければならなかった。この点で両者は鋭く

対立していた。現在では Neyman-Pearson 流が仮説検定の王道であるが，Fisher 流では P 値の定義そのものであり，現在でも多くの Exact test はこの考えに基づいている。もう一つ，ベイズ流（Bayesian）という一派もあるが，それは事前確率からデータを加味して事後確率を求めるという流儀であった。今回，ベイズ流も論争にかかわってくる。P 値を巡る三者，つまり Fisher, Neyman-Pearson, Bayes が関与する，大変興味ある論争の歴史となった。

2 5% が有意水準の訳

Fisher は何となく 5% が良いと言っていた。確率が 0.1〜0.9 というのはまったく不思議ではない。確率が 0.02 だと，これは帰無仮説（Fisher 流では単なる仮定）を強く否定するが，0.05 で線を引いておけば，迷うことはないだろうと Fisher は言っている[4]。このように特段意味もない，適当な線引きのように思える。

Victor Cohn によると[5]，フリップコインで 4 回までは同じ "表" が出ても変だと思わないが，さすがに 5 回 "表" が続けて出ると，声を上げるというのだ。それは確率がおよそ 3%（$= \frac{1}{2^5} = \frac{1}{32}$）にあたり，人間というのは確率が 5% を下回ると異常と感じるらしい。このようなことから，5% が有意水準になったのだろうと書いている。宝くじなどはもともと公正（五分五分）ではないと知っているから，5 回続けて "はずれ" でもいかさまとは思わないが，"あたり" と "はずれ" が同じ（公正）だと仮定すれば，確かに 5 回連続して負けると怒るかもしれない。

3 論争の経緯（パネル 1）

1986 年の *American Journal of Public Health* などにおいて，数々の著

時代	出来事
1986 年頃	*American Journal of Public Health* における P 値論争[6~10]
2010 年以降	P 値を巡るいろいろな非難[13]
2014 年 2 月 13 日	*Nature* の記事で，衝撃的な P 値への非難[14]
	—P 値に代わるベイズ因子を提唱—
2015 年 2 月 12 日	*Basic an Applied Social Psychology* で P 値禁止の論説[15]
2015 年 3 月 5 日	*Nature* の記事で P 値禁止がニュースに[16]
2015 年 4 月 30 日	*Nature* でベイズ因子があらためて提唱[17]
	—P 値問題の裏にもっと大きな問題が隠れていると警告—
2016 年 3 月 8 日	*American Statistician* に 6 項目からなる P 値に関する ASA 声明が発表[18]
2016 年 3 月 10 日	*Nature* の記事で，米国統計学会（ASA）の声明がニュースに[19]
2017 年 7 月 23 日	*Nature Human Behaviour* でベイズ因子を解説し，$P < 0.005$ を提唱[20]
2018 年 4 月 10 日	*JAMA* で，新規発見のために $P < 0.005$ をあらためて提唱[21]

パネル 1 ◆ P 値論争の歴史的経緯

名な統計学者が P 値の功罪に関する論争を行ってきた[6~10]。最終的に P 値を否定することはなかったが，P 値よりも信頼区間のほうに軍配が上がり，*British Medical Journal* では信頼区間の記載が義務づけられるきっかけとなった[11]。理論疫学者の Kenneth J. Rothman 一派の Charles Poole は，P 値と信頼区間の関係を図示した P 値関数（P-value function）というものを示した[12]（パネル 2）。このように，1986 年頃の論争では P 値万能ではなく，むしろ信頼区間の有用性が認識されていた。

　その後静かな時期が続いたが，およそ 25 年後の 2010 年，*ScienceNews* に「統計解析での仮説検定は薄っぺらい土台に基づくもので，そんなもので科学的方法と言っていいのか」といった内容の記事が載った[13]。きわめつけとなったのが，2014 年 2 月 13 日の *Nature* に論説が出たことだろう[14]。これにより再度，P 値論争が沸騰することになった。いうまでもな

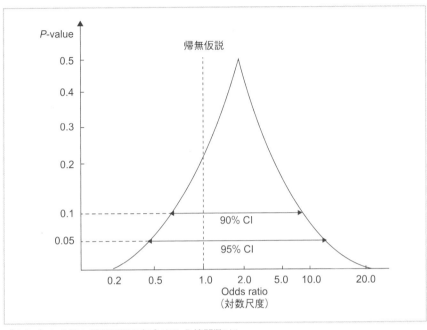

パネル 2 ◆ *P* 値と信頼区間を包含する *P* 値関数[1,2]

く，*Nature* は基礎医学雑誌の最高峰であるから，世間の注目を浴びた。前
回の論争では「*P* 値よりも信頼区間のほうがよい」という結論に落ち着い
たが，この論説[14]のなかで，「ベイズ因子」（Bayes factor: BF）が提唱され
た。もともと，ベイズ統計学ではよく使用されていた概念である。

　2015 年 2 月 12 日にはさらに強い衝撃が走った。それは，インパクト
ファクターが 2 前後の雑誌ではあるが，*Basic and Applied Social Psychol-
ogy* が論説で *P* 値を禁止すると公表したのである[15]。「*P* 値が記載された
原稿は自動的に棄却するのか」との質問に対して，「そういうことはない」
と答えているが，こうした方針はむしろ逆効果だという反論が強かった。
2015 年 3 月 5 日の *Nature* ではさっそくこのことを取り上げ，「throwing
away the baby with the *p*-value」と述べた[16]。最初の部分は格言だが，赤

ちゃんは大切な存在であり，「P 値といっしょに大切なものを失うような
ものだ」という意味である。P 値を禁止することにより，それだけでな
く大変なことになるぞという警告である。さらに，2015 年 4 月 30 日の
Nature では，"P-value are just the tip of the iceberg" と言っていた[17]。つ
まり，「P 値を巡る問題は見た目よりもはるかに大きい問題だ」という意
味である。そのなかで，再度ベイズ因子の導入を提唱している[17]。

　こうした論争を眺めていた米国統計学会（ASA）は，緊急に統計的有意
と P 値に関する声明を発表した。それは 2016 年 3 月 8 日のことであっ
た[18]。米国統計学会は，統計学の分野では世界でもっとも権威のある学会
である。声明は 6 項目からなっている（パネル 3）。P 値への誤解やハッ
キング（都合のよい P 値だけを選択すること）の問題だけでなく，現実問
題と P 値との兼ね合いなどについて述べている。すかさず，2016 年 3 月
10 日付の Nature はこのことをコラムで取り上げていた[19]。P 値に代わる
ものとして，Nature に見られたベイズ因子へと流れが進むのではと心配し

---

1. P 値はデータと特定の統計モデル（訳注：仮説も統計モデルの要素の一つ）が矛盾
   する程度を示す指標の一つである。
2. P 値は，調べている仮説が正しい確率や，データが偶然のみで得られた確率を測る
   ものではない。
3. 科学的な結論や，ビジネス，政策における決定は，P 値がある値（訳注：有意水準）
   を超えたかどうかにのみ基づくべきではない。
4. 適正な推測のためには，すべてを報告する透明性が必要である。
5. P 値や統計的有意性は，効果の大きさや結果の重要性を意味しない。
6. P 値は，それだけでは統計モデルや仮説に関するエビデンスのよい指標とはならな
   い。

この和訳は，日本計量生物学会ホームページより転載した
(http://www.biometrics.gr.jp/news/all/ASA.pdf)。訳注もそのままである。
ASA は American Statistical Association の略称であり，米国統計学会のことである。

パネル 3 ◆統計的有意性と P 値に関する ASA 声明[18]

ていたが，P 値の使用に警告を発するも，P 値を軽視するとは書かれていなかった。むしろ，P 値論争の過熱に水を差してくれたようで安堵した。

　2017 年 7 月 23 日，*Nature Human Behaviour* に記事が載った[20]。そこでは，ベイズ因子の導入はあきらめ，そのかわりに有意水準の変更を提案しており，ベイズ統計学のベイズ因子から考えると，$P < 0.05$ というのは偽陽性を増やすので甘すぎるという結論であった。そして，もっと厳しい有意水準，$P < 0.005$ へ変更する提案がなされていた。この記事を読み，なぜ *Nature* ではベイズ流にこだわるのかという印象が残った。こうした議論には Doug Altman, Steve Senn, Stuart Pocock らの統計家が入ることが多いが，ここではそうではなかった。著者にはギリシャ人臨床疫学者でメタアナリシスに功績のある John Ioannidis や，強力な Bayesian として有名な James Berger らが入っていた。さらに臨床へ広めるため，Ioannidis は 2018 年 4 月 10 日，*Journal of American Medical Association*（*JAMA*）にも同様の記事を公表した[21]。P 値をベイズ因子へ変更したいところだったが，それをあきらめ，ベイズ因子の議論に合わせて，$P < 0.005$ とするよう提案したのかもしれない。いずれにせよ，頻度論流（Frequentist）とベイズ流（Bayesian）の争いは見たくないものだ。

4 ｜ P 値の誤解と弊害

　P 値とは何か。これについては，誤って解釈されることが多い。たとえば，「P 値とは帰無仮説が正しい確率だ」とか，「現データが偶然に出現する確率だ」といった事例である。2016 年に理論疫学者として著名な Sander Greenland が総説を著した[22]。パネル 4 に，さまざまな P 値に関する誤解の例を挙げた。P 値の定義は，想定モデル（帰無仮説など）のもとで，現データまたはそれより極端な（想定モデルから外れた）データが出る確率のことである。これは Fisher の定義したとおりである。

1. **P 値とは，検定のための帰無仮説が正しい確率のことである。** →誤り
   （例）帰無仮説の検定結果が $P = 0.01$ であれば，帰無仮説が正しい可能性は 1% しかない。
   →誤り

2. **P 値とは，偶然のみで観察データが出現した確率である。** →誤り
   （例）$P = 0.08$ であれば，偶然のみでそのデータが出現した確率は 8% である。→誤り
   <u>帰無仮説の仮定の下</u>，偶然のみで<u>データまたはそれより極端なデータが出現した確率</u>であ
   れば正しい。

3. **有意な結果（$P \leq 0.05$）とは，帰無仮説が誤り，または帰無仮説を棄却すべきであること
   を意味する。** →誤り
   $P \leq 0.05$ とは，観察データまたはそれより極端なデータが帰無仮説の下で偶然起こる可能
   性は，5% 以下という意味

4. **非有意な結果（$P > 0.05$）とは，帰無仮説が正しい，または帰無仮説を受理すべきである
   ことを意味する。** →誤り

5. **P 値が大きければ，それは帰無仮説に沿った証拠だということを意味する。** →誤り

6. **$P > 0.05$ とは，効果がないことが観察された，または効果がないことが立証されたことを
   意味する。** →誤り

7. **統計的有意は，科学的に大変重要な関係が示されたことを意味する。** →誤り

8. **統計的有意でなければ，効果サイズが小さいことを意味する。** →誤り

9. **P 値とは，帰無仮説が正しい時にデータが偶然に出現する確率のことである。** →誤り
   これはきわどい。「……<u>データまたはそれより極端なデータ（対立仮説寄り）が偶然に出現</u>
   する確率」なら正しい。

10. **$P \leq 0.05$ で帰無仮説を棄却すれば，偽陽性（誤って有意とする）の確率は 5% である。**
    →誤り
    帰無仮説が正しいのにそれを棄却すれば，偽陽性の確率は 100% である。

11. **$P = 0.05$ と $P \leq 0.05$ は同じである。** →誤り
    $P = 0.05$ はボーダーラインであり，$P \leq 0.05$ はそれ以下の可能性まで含む。

12. **P 値は不等号で表すのが正しい。** →誤り
    （例）$P = 0.015$ のときに $P < 0.02$ としたり，$P = 0.70$ のときに $P > 0.05$ と書くべきでな
    い。正確な値が望ましい。

13. **統計的有意性は調べたい現象を説明する特性であり，検定により現象の意義を見つけ出
    す。** →誤り
    検定結果は単なる統計的結論にすぎず，現象の意義までは言えない。

14. **両側検定をいつも使うべきである。** →誤り
    たとえば，非劣性では「劣性ラインより劣性」の方向は考えないので，片側検定になる（パ
    ネル 5）。

原典の直訳ではなく，かみ砕いた説明とした。$P < 0.05$ が通常だが，原典のまま
$P \leq 0.05$ とした。

パネル 4 ◆ P 値のよくある誤解[22]

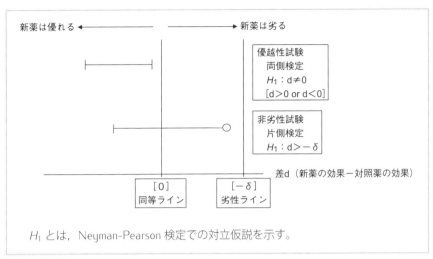

新薬は優れる ◄─────────── ─────────► 新薬は劣る

優越性試験
両側検定
$H_1 : d \neq 0$
[d＞0 or d＜0]

非劣性試験
片側検定
$H_1 : d＞-\delta$

差d（新薬の効果－対照薬の効果）

[0]
同等ライン

[－δ]
劣性ライン

H_1 とは，Neyman-Pearson 検定での対立仮説を示す。

パネル 5 ◆片側検定を用いる一例として，非劣性試験における仮説検証

　$P < 0.05$ が金科玉条になっているため，都合のよい P 値をハッキングすることも問題である。選択的報告（Selective reporting）と呼ばれることもある。そのために，臨床試験では事前に Primary outcome を決めておくようになった。しかし，観察研究ではまだまだである。有意になっている項目が自分の意見に合っていれば，それを引用することがある。逆に，都合の悪い P 値は捨てることがある。これではバイアスのある報告が出てきて，読者はそれに気づくことができない。

　最後の弊害は多重検定（Multiple testing）に関係する。1 カ月目，2 カ月目，3 カ月目で検定を繰り返し，どこかで $P < 0.05$ になっていれば，群間に有意差が見られたと報告する。これは多重検定の問題とされる。同様の検定を繰り返せば，偶然にして $P < 0.05$ が出やすくなる。逆に言うと，たくさん検定をすれば $P < 0.05$ が得やすくなる。

　著名な統計学者である Stuart Pocock は，P 値について留意点をまとめ

1. P 値は実値（actual P value）を記載する。
2. P 値と信頼区間のあいだの関係を理解する。
3. いつも両側検定を使う—ただし，片側検定を使うこともある。そのときは，1-sided $P = 0.04$ などと書く。
4. P 値が小さいということは，（帰無仮説の下で）偶然には起こりえないことが起きたことを意味する。しかし，もしかすると計画・実施上に生じたバイアスかもしれない。
5. 統計的有意と臨床的有意を区別する。
6. 少数例のときは非有意でも臨床的意義のことはある（過小検出）が，多数例のときは臨床的意義はなくても有意になることはある（過剰検出）。
7. 非劣性試験で統計的有意というのは，優越性の統計的有意とは異なるので注意が必要である。

パネル 6 ◆統計的有意と P 値に関する指針[18]

$P < 0.001$	Overwhelming evidence（きわめて強い証拠）	
	高度有意	
$0.001 \leq P < 0.01$	Strong evidence（強い証拠）	
	1% 有意	
$0.01 \leq P < 0.05$	Some evidence（証拠あり）	
	5% 有意	
$0.05 \leq P < 0.10$	Insufficient evidence（証拠不十分）	
	有意傾向	
$P \geq 0.10$	No evidence（証拠なし）	
	非有意	

太字の記述名は，時に慣用として使用される用語を筆者が著した。

パネル 7 ◆ P 値を解釈するときの目安[20]

た（パネル 6）。そして，P 値の目安をパネル 7 のように示した。P 値は誤解や誤用があるため批判もあるが，その信ぴょう性を見分けるための目安としては有用かもしれない。安易に P 値を禁止するなどというのは，無用な議論と言わざるをえない。もっとフレキブルに，必要に応じて信頼区間や P 値を明記すればよいと思う。

5 ベイズ因子

　ここで，$P < 0.05$ が出てきた背景にあるベイズ因子について考えてみよう。ベイズ流の創始者，Thomas Bayes（1702-1761）はイギリス人統計学者である。下記に示すベイズ定理は，彼の死後に見つかった。

$$Posterior\ odds = \frac{\Pr(H_1|x_{obs})}{\Pr(H_0|x_{obs})} = \frac{f(x_{obs}|H_1)}{f(x_{obs}|H_0)} \times \frac{\Pr(H_1)}{\Pr(H_0)}$$

$$= BF \times (Prior\ odds)$$

[事後オッズ = ベイズ因子 (尤度比) × 事前オッズ] がベイズ定理である。ベイズ因子（Bayes factor: BF）は，尤度比と呼ばれることもある。診断検査でベイズ定理が使われるとき，病気か病気でないかの比（事前オッズ）を検査前に想定し，検査データから求める尤度比を経て，検査後に病気か病気でないかの比（事後オッズ）を算出する。ベイズ流の統計はあまり使われていないが，診断検査での応用が一番知られている例といえよう。ここでは，検査前の事前オッズが考えやすいので自然に導入できたが，一般的に事前オッズがネックとなっていた。事前情報は先入観の塊であり，どうにでも都合よく設定できるからよくないという意見が強くあった。ベイズ定理を世に広めたのは，フランス人の Pierre-Simon de Laplace（1749-1827）と言われている。彼は，De Moivre が 1730 年頃初めて導入したとされる中心極限定理を，1810 年頃数学的に証明したことでも有名である。ベイズ流でネックとなっていた事前分布に，彼は一様分布（uniform distribution）を仮定すればよいと 1774 年に提唱した[24]。これは，ラプラスの仮定（Laplacian assumption）として知られる。このように，ベイズ定理を確立したのは，じつは Laplace だといわれている[25]。

　それでは，ベイズ因子と $P < 0.005$ の関係を見てみよう。妥当な対立仮説のもとで，$P < 0.05$ のときベイズ因子は 2.5〜3.4，$P < 0.005$ のとき

14〜26 と算出された[20]。ベイズ統計学では，ベイズ因子 2.5〜3.4 は "weak evidence"，14〜26 は "moderate to strong evidence" と区分されているようである[26]。したがって，$P < 0.05$ ではまだ証拠水準は低すぎるという主張である。また，$P < 0.05$ では偽陽性率が高すぎるとも言われている。検出力 50% と仮定し，事前オッズ（$H_1 : H_0$）が 1 : 1 のとき，$P < 0.05$ なら偽陽性は 9.1%，$P < 0.005$ なら 0.20% である[2]。有望のときは（事前オッズ 8 : 2），$P < 0.05$ で偽陽性は 2.4%，$P < 0.005$ で 0.05% である[2]。しかし，見込みがないときは（事前オッズ 1 : 9），$P < 0.05$ で偽陽性は 47.4%，$P < 0.005$ で 1.80% である[2]。もっと見込みがないなら（事前オッズ 1 : 99），$P < 0.05$ で偽陽性は 90.8% まで高まり，$P < 0.005$ でも偽陽性は 16.50% ある[2]。帰無仮説と対立仮説の乖離度にもよるが，$P < 0.005$ がベイズ因子や偽陽性率の観点から適正だと主張している[20,21]。

6 まとめ（パネル 8）

1920 年代に Fisher が初めて P 値を定義した。そこでは，帰無仮説（Fisher はそう呼んでいないが）のもとでデータの生起する確率を直接求めた。統計的有意の水準は 5% と示唆していたが，現実問題によって使い分けることも示唆していた。Neyman-Pearson は 1933 年に帰無仮説のほかに対立仮説を設け，α 過誤という有意水準のほかに β 過誤を導入した。ここで初めて仮説検定が導入されたわけだが，暗黙のうちに $P < 0.05$ が使われ続けた。さらに，歴史的にはもっとも古い Bayesian でのベイズ因子を取り上げ，その値から新たに $P < 0.005$ の基準が提案された。多重検定や多数例の検定（メタアナリシスなど）では $P < 0.05$ は甘いかもしれないが，むしろ正確な P 値を示すほうが本質ではないだろうか。目安のラインは 1 点である必要はなく，Pocock が示した複線で判断するのもよいだろう。最後に，統計的有意性は偶然誤差しか考慮していないが，研究には系統誤差のほうが大きな問題であることが多い。バイアスについても

1. **カット点（$P < 0.05$）はとくに意味はないので，目安として利用するのがよい。**
   ベイズ流の観点からベイズ因子や $P < 0.005$ が提唱されたが，ベイズ因子は不可解であるし，カット点に固執する必要はないだろう。P 値は基本的に正確な値を示し，その値を見て，異常性（帰無仮説を棄却する可能性）については複数カット点で見てもよいだろう。
2. **P 値についての誤解は，教育で払拭すべきである。**
   P 値は Fisher が初めて用いたものであり，「前提が正しい時に現データ（またはそれより極端データ）の出る確率」である。
3. **P 値の選択的報告は避けるべきである。**
   都合のよい P 値を拾い，都合の悪い P 値を捨てると，偽陽性へと結論を曲げることにつながる。
4. **研究計画・実施上のバイアスも勘案のうえ結論すべきである。**
   P 値は偶然誤差を考慮するが，それ以外の系統誤差の可能性も判断して結論すべきである。
5. **統計的有意と臨床的有意は異なることを認識すべきである。**
   効果サイズ（推定値）にも注意を払うべきである。

パネル 8 ◆ P 値に関する総括

一層の注意を払う必要があるだろう。

文献

1) Fisher RA. On the interpretation of χ^2 from contingency tables, and the calculation of P. *Journal of the Royal Statistical Society* 1922; 85(1): 87-94.
2) Sterne JAC, Smith GD. Sifting the evidence–what's wrong with significance tests? *BMJ* 2001; 322: 225-31.
3) Neyman J, Pearson ES. On the problem of the most efficient tests of statistical hypotheses. *Phil Trans R Soc London* 1933; A 231: 289-337.
4) Fisher RA. Statistical methods for research workers. London: Oliver and Boyd; 1950. p.80.
5) Cohn V. News and numbers. Ames: Iowa State University Press, 1989: 15.［折笠秀樹（訳）．ニュースの統計数字を正しく読む．東京：バイオスタット社；1996. p.22-23.］
6) 折笠秀樹．臨床試験における最近の統計学的話題：2. 解析．*Prog Med* 1988: 8: 1354-65.
7) Walker AM. Reporting the results of epidemiologic studies. *Am J Public Health* 1986; 76:

556-668.

8) Fleiss JL. Significance tests have a role in epidemiologic research: reactions to A.M. Walker. *Am J Public Health* 1986; 76: 559-60.

9) Thompson WD. Statistical criteria in the interpretation of epidemiologic data. *Am J Public Health* 1987; 77: 191-4.

10) Simon R. Confidence intervals for reporting results of clinical trials. *Ann Intern Med* 1986; 105: 429-35.

11) Gardner MJ, Altman DG. Confidence intervals rather than p values; estimation rather than hypothesis testing. *BMJ* 1986; 292: 746-50.

12) Poole C. Beyond the confidence interval. *Am J Public Health* 1987; 77: 195-9.

13) Siegfried T. Flaws of statistics afflict science news reporting. ScienceNews. 15 March 2010. [https://onlinelibrary.wiley.com/doi/abs/10.1002/scin.5591770702]

14) Nuzzo R. Statistical errors. *Nature* 2014; 506: 150-2.

15) Trafimow D, Marks M. Editorial. *Basic Appl Soc Psych* 2015; 37: 1-2.

16) Anonimous. Psychology journal bans P values. *Nature* 2015; 519: 9.

17) Leek JT, Peng RD. P values are just the tip of the iceberg. *Nature* 2015; 520: 612.

18) Wasserstein RL, Lazar NA. The ASA's statement on p-values: context, process, and purpose. *Am Stat* 2016; 70: 129-33.

19) Baker M. Statisticians issue warning on P values. *Nature* 2016; 531: 151.

20) Benjamin DJ, Berger JO, Johannesson M, et al. Redefine statistical significance. *Nat Hum Behav* 2018; 2: 6-10.

21) Ioannidis JPA. The proposal to lower p value thresholds to .005. *J Am Med Assoc* 2018; 319: 1429-30.

22) Greenland S, Senn SJ, Rothman KJ, et al. Statistical tests, P values, confidence intervals, and power: a guide to misinterpretations. *Eur J Epidemiol* 2016; 31: 337-50.

23) Pocock SJ, McMurray JJV, Collier TJ. Making sense of statistics in clinical reports. Part I. *J Am Coll Cardiol* 2015; 66: 2536-49.

24) Laplace. Mémoire sur la probabilité des causes par les événements. In: "Mémoires de l'Acadmie royale des Sciences de MI (Savants étrangers)," 1774; 4: 621-56.

25) Dale AI. Bayes or Laplace? An examination of the origin and early applications of Bayes' theorem. *Archives for History of Exact Sciences* 1982; 27: 23-47.

26) Goodman SN. Toward evidence-based medical statistics 2: The Bayes factor. *Ann Intern Med* 1999; 130: 1005-13.

6 調査人数は1000人が妥当か？

　世論調査などの調査を見ていると，1000人から2000人といった規模のものが多い。はたして，その規模の調査は妥当なのだろうかと，疑問を持っている人もいることだろう。そこで，本コラムでは少し統計学的観点から考えてみよう。

　調査は何のために行っているのか？　それは全体を調べたいのだが，実際にはそれが不可能なため，その代わりとして実施している。したがって，その目的は何かというと，全体はどうなっているのかを知ることにある。当然，一部しか調べていないわけだから，全体を完璧に知ることは不可能である。しかし，多少の誤差を認めるならそれは可能となる。統計学で言うところの標本誤差（Sampling error）である。なお，統計学では全体のことを母集団（Population），その一部のことを標本（Sample）と呼ぶ。

　世論調査などでは，賛成割合などを調べたいことが多い。このような割合（パーセンテージ）のデータの場合，誤差幅（Margin of error）は最大で $2 \times \sqrt{0.5 \times 0.5/n}$ となることが知られている（正確に言うと，$2 \to 1.96$）。ここで，n とは標本サイズ（調査人数）のことである。仮に $n = 100$ の標本だとすると，誤差幅は10%になる（$2 \times \sqrt{0.5 \times 0.5/100} = 2 \times 0.5/10 = 0.1$ だから）。仮に，標本で30%という結果が得られても，全体では20%～40%かもしれない（詳しくは，95%の確率でそうかもしれない）ことを意味する。

　標本サイズと誤差幅の関係をパネル1に示した。標本サイズ1000例だと誤差幅はおよそ3%以下であり，2000例だと誤差幅は2%より少し高いくらいである。

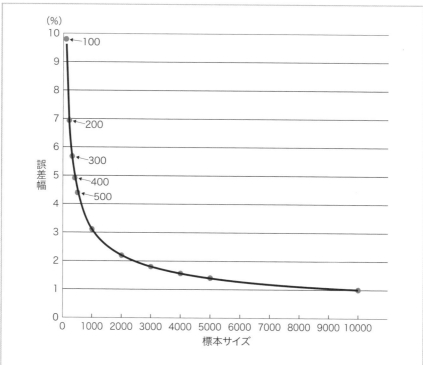

誤差幅とは，95% 信頼区間の推定値をはさんだ上下のひげ部分をさす。割合（比率）という推定値の場合，誤差幅は $1.96 \times \sqrt{p(1-p)/n}$ で概算（正規近似）される。割合 p は不明なので，図では誤差幅が最大となる p = 0.5 でそれを算出した。

パネル 1 ◆標本サイズと誤差幅の関係

　多くの調査では誤差幅が 10% もあると，少し荒すぎるとされる。なぜなら，20% も 30% も同じとみなすのは許せないからである。正確に言うと，上下に誤差幅はあるため，20% と 40% を混同する程度と言ったほうが正しい。すなわち，誤差は ±10% という表現をしたほうが誤解を招かないかもしれない。20% と言っても，高く見積もると 30% もありうる。一方，40% と言っても，低く見積もると 30% もありうる。したがって，20% と 40% の結果は，全体ではもしかすると同じかもしれないことになる。

それでは，誤差 ±5% ならよいだろうか？　上の流儀で解釈すると，これは 20% と 30% を混同する程度の誤差である。10% の違いを見抜けない調査なんてひどいと思う人が多いに違いない。それより高い精度にしたければ，図から 400 例以上の標本サイズが必要になることがわかる。誤差 ±5% の次で，切れがいいのが誤差 ±3% である。そのためには 1000 例必要となり，この 1000 例という調査が多いと思われる。もちろん，調査には非回答があり，それを半分弱見込んでいることが多いので，実際の調査は 2000 例近く実施していることが多い。

　また，これ以上標本サイズを増やしていっても，誤差幅はあまり縮まらないことがこの図から見て取れよう。明らかに 1500 例あたりからは，逆方向に傾いていることに気づくだろう。2000 例以上の調査は努力するだけの成果はないのかもしれない。

　ただ，ここで言っているのは調べたい母集団に対して 1000 例と言っていることに注意したい。母集団を複数設けているような調査（たとえば 40 歳代，50 歳代など年代別に集計したいとき）では，その分増やしておく必要があるだろう。母集団を五つ設ければ，1000 例 × 5 = 5000 例が妥当な標本サイズと言えよう。

7 簡便な例数設計法

　臨床研究の実施にあたっては，事前に例数設計が求められる。検定する場合は検定ベースの設計，検定しない（推定の）場合は精度ベースの設計をする。前者について，今回は簡便，すなわち手計算で算出する方法を紹介する。比較検定には優越性，非劣性，同等性の三つが知られるが，ここではもっとも基本の優越性のみを取り上げる。

　検定ベースの例数設計では，ES（Effect size）がもっとも鍵となる。シグナル・ノイズ比のことであり，統計的には（差 ÷ 標準偏差）になる。すなわち，標準化した差が決め手となる。現代の検定は Neyman-Pearson 原理に基づいており，そこでは α 過誤と β 過誤を設定する。通常，α は両側 5%，β は 20%（あるいは 10%）に設定する。$(1 - \beta)$ のことを検出力（Power）と呼ぶ。本当に差があるとき有意差を見いだす確率であり，成功確率のようなものである。差については，先行研究などから研究者が想定することになる。簡便法というのは Lehr's formula のことだが（パネル1），別に特別なものではない。必要例数は，およそ $16 \div ES^2$ になることに気づいただけである。

　群間比較の例から見てみよう。リハビリ群の QOL 想定値が 80 点，対照群のそれが 60 点だとする。想定差は 20 点になる。標準偏差は，(最大値 − 最小値) ÷ 5 でほぼ推定できる。QOL の最大値は 100 点，最小値は 0 点と想定すると，標準偏差はおよそ $(100 - 0) \div 5 = 20$ 点になる。$ES = 20 \div 20 = 1$ なので，必要例数は 1 群 16 例（$= 16 \div 1^2$）と算出できる。二値データの有効率ならどうだろうか。リハビリ群の有効率を 80%（0.8），対照群のそれを 60%（0.6）とする。想定差は 0.2 になる。有効率の平均を P としたとき，標準偏差は $\sqrt{P(1 - P)} = \sqrt{0.7(1 - 0.7)} = 0.46$ なの

例数設計に必要な想定

ES（Effect Size）＝シグナル÷ノイズ＝差の大きさ÷標準偏差（SD）＝標準化差

$\alpha = 0.05$（両側），$\beta = 0.2$（→検出力 80%）と仮定

サンプルサイズ Driven

群間比較［例：介入群と対照群で QOL が 20 点異なる］

$16 \div ES^2$ 例/群

$$2(Z_{\alpha/2} + Z_\beta)^2 = 2(1.96 + 0.842)^2 \sim 16 \,(\text{Power } 80\%)$$
$$= 2(1.96 + 1.282)^2 \sim 21 \,(\text{Power } 90\%) \quad \rightarrow 係数を 21 に変更する！$$

ES ＝ 想定群間平均差 ÷ 標準偏差（数値データの場合）

ES ＝ 想定群間割合差 $\div \sqrt{P(1-P)}$（二値データの場合，P は両群の平均）

群内（前後）比較［例：介入後に QOL が 20 点増加する］

$8 \div ES^2$ 例

ES ＝ 想定変化量 ÷ 変化量に関する標準偏差

前後で 2 例データがあるので，半分の「8」と覚える。

イベント Driven

群間比較［例：ハザード比が 20% 低下する］

$32 \div ES^2$ イベント数/両群

ES ＝ ln（ハザード比），ln は自然対数

両群なので，2 倍の「32」と覚える。群ごとのイベント数は出せない。

例数は，総イベント数 ÷ 発症率で求める。発症率 1% なら 100 倍する。

パネル 1 ● 例数設計の簡便法（Lehr's formula. *Statist Med* 1992; 11:1099-102）

で，ES ＝ 0.2 ÷ 0.46 ＝ 0.43 であり，必要例数は 1 群 87 例（＝ $16 \div 0.43^2$）と算出できる。

群内比較の例に移ろう。単群の場合である。1 カ月間筋トレをして，中性脂肪が 50 mg/dL 下がると想定しよう。最大変化は 150 mg/dL（150 mg/dL 低下），最小変化は −50 mg/dL（50 mg/dL 増加）と想定すると，標準偏差はおよそ $\{150 - (-50)\}/5 = 40$ mg/dL になる。ES ＝ 50/40 ＝ 1.25 なので，必要例数は 6 例（＝ $8 \div 1.25^2$）と算出できる。群内比較では，「16」

がマジック数ではなく，「8」に変わる。前後で二つのデータがあるから，半分の例数だと覚えるとよいだろう。

　最後はイベント Driven の臨床研究例である。併用療法は単独療法よりも 30% イベントが減らせることを想定するとき，ハザード比 = 0.7 となる。この場合，ES = ln(ハザード比) = −0.357 と定義される。ハザード比自体標準化差であり，根底にある比例ハザードモデル式から自然対数（ln）が付く。ハザード比は逆数で入力しても，ES を二乗するので同値になる。必要総イベント数 = $32 \div \mathrm{ES}^2$ である。ここでは「16」がマジック数ではなく，「32」に変わる。全体なので 2 倍になると覚えるとよいだろう。イベント数が得られるので，イベント Driven と言う。群でイベント数は異なるため，群ごとには出せない。この例では，全体で 252 イベント（= $32 \div 0.357^2$）と算出できる。例数ではどうだろうか。発症率で割り算すればよい。発症率 5% なら，全体で 251 ÷ 0.05 = 5040 例，1 群 2520 例と算出できる。

索 引

単行本化にあたり，月刊「薬理と治療」に掲載したシリーズ，コラム，トピックを
一部改題し，加筆修正と書き下ろしを加えて再編集した。

第1章　臨床論文で学ぶ

月刊「薬理と治療」2018年46巻6月号～11月号掲載

シリーズ「論文を通して学ぶ実践統計学①～④」に書き下ろし6編を加えた。

第1章　歴史コラム

月刊「薬理と治療」2018年46巻9月号，

2019年47巻1月号掲載のコラムに書き下ろし1編を加えた。

第2章　知っておきたい豆知識

月刊「薬理と治療」2017年45巻10月号～2019年47巻4月号掲載のコラム，

トピックに書き下ろし1編を加えた。

著者略歴
折笠 秀樹（おりがさ ひでき）

1978 年 東京理科大学理学部応用数学科卒業
米国 North Carolina 大学・公衆衛生学大学院卒業
1985 年 MS in Biostatistics 取得
1988 年 PhD in Biostatistics 取得
1992 年 自治医科大学付属大宮医療センター助手
1994 年 富山医科薬科大学医学部教授
2005 年 富山大学（統合のため名称変更）医学部教授
2006 年 富山大学大学院医学薬学研究部教授（現職）

高インパクトファクタージャーナルで学ぶ
実践！医療統計

2020年1月29日発行
著　　者　折笠 秀樹
発 行 所　ライフサイエンス出版株式会社

〒105-0014　東京都港区芝3-5-2
TEL. 03-6275-1522　FAX. 03-6275-1527
http://www.lifescience.co.jp/

印 刷 所　三報社印刷株式会社

Printed in Japan
ISBN 978-4-89775-404-8 C3047